心身症と心理療法

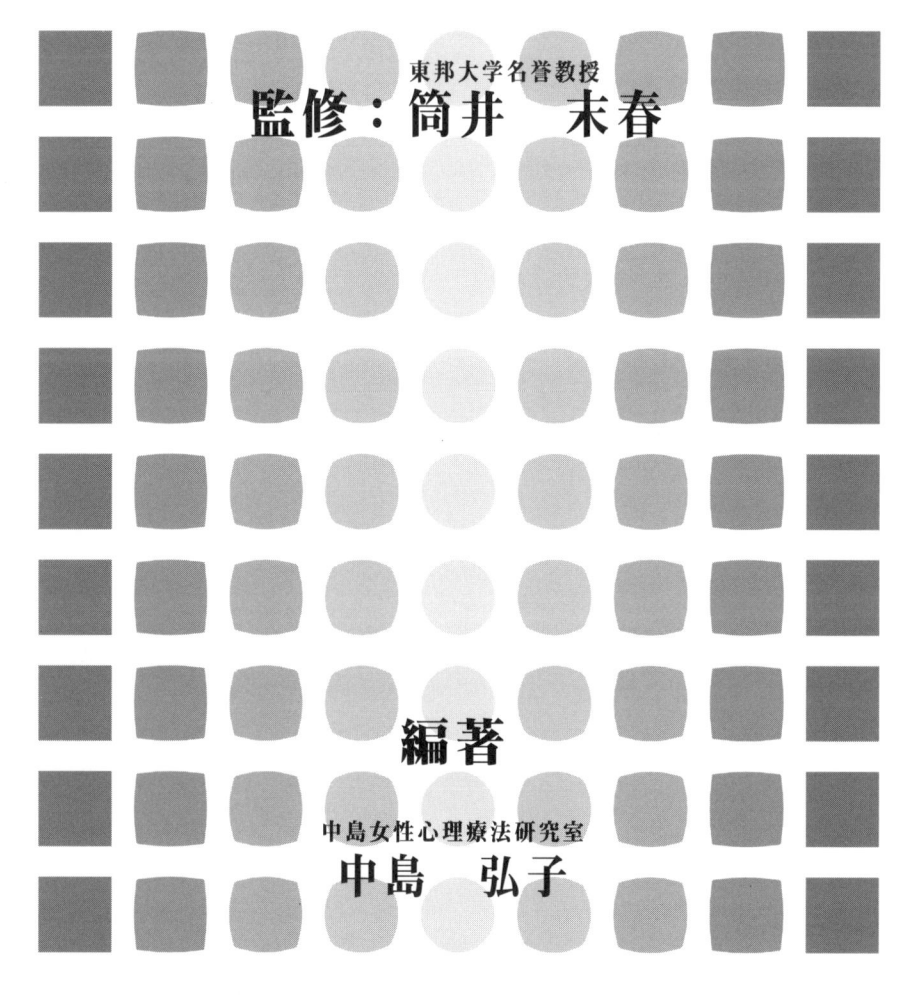

東邦大学名誉教授
監修：筒井　末春

編著

中島女性心理療法研究室
中島　弘子

株式会社 新興医学出版社

執筆者

中島　弘子
　　中島女性心理療法研究室

佐々　好子
　　東邦大学心療内科

中野　博子
　　人間総合科学大学

島田　涼子
　　人間総合科学大学

太田　大介
　　聖路加国際病院心療内科

　　　　　　　　　（執筆順）

序　文

　このたび中島弘子先生編著の「心身症と心理療法」が出版される運びとなった。
　先生は米国のメニンガークリニックに留学され，現地で精神分析的精神療法を学び，帰国後はクリニックを開設し，心療内科での経験もふまえ，日常心理療法を実践して活躍されている。
　先生のような立場の方がこのような出版物を上梓するに最もふさわしいと考え，このたび同じ東邦大学心療内科の臨床心理士の方々ならびに医師も加えて本書が誕生するに至った。
　本書は第1章から第10章まで構成され，第1章で心身症治療の基本がまず述べられていて，第2章から各論部分に入るが一般外来における心身症治療の部分は，身体疾患を扱う臨床各科の医師にも是非消化して欲しい内容が盛り込まれている。
　第3章では精神分析的精神療法に関し，基礎理論と精神療法の記述がなされ，多くの症例をまじえて解説がなされている。
　第4章はロジャースのクライエント中心療法が展開され，心療内科でも活用されることが理解され，第5章はいわゆる短い心理療法について述べられている。
　第6章は芸術療法に関し，第7章は交流分析について心療内科領域でもよく活用される心理療法として紹介されている。
　第8章はゲシュタルト療法，第9章は集団療法とすすみ，最後の第10章で森田療法が紹介され，自験例についてもわかりやすく記述されている。
　心身医療がますます重視されるなかで，心身医学をこころざす医療従事者にとって，心理療法の重要性を指摘し，また治療の新しい展開の1つとしても本書が役立つことを願って止まない。

　2001年12月

　　　　　　　　　　　　　　　　　　　　　　　　　　　　筒井　末春

目　次

第1章　心身症治療の基本 ……………………(中島弘子)………1
　―身体から心へ、心から身体へ―

第2章　一般外来における心身症治療 ……(中島弘子)………5
1. 心身症治療における一般外来の役割 ………………5
2. 一般外来での心理療法 …………………………………5
3. 一般外来と医師―患者関係 ……………………………7
4. 初診時の注意 ……………………………………………8
5. 家族との関わり …………………………………………9
6. 薬物療法をめぐって ……………………………………10
7. 人格障害の問題 …………………………………………12

第3章　精神分析的精神療法……………………(佐々好子)………19
1. 精神分析の基礎理論 ……………………………………20
　1) 6つの力動的な観点‥……………………………………20
　2) 防衛機制 ………………………………………………21
　3) パーソナリティーの発達 ……………………………25
2. 精神療法 …………………………………………………26
　1) 治療構造 ………………………………………………26
　2) 診断面接 ………………………………………………27
　3) 精神分析的精神療法 …………………………………36

第4章　ロジャーズのクライエント中心療法
　………………………………………(中野博子)………54
1. クライエント中心療法の背景にあるロジャーズの立場 …55
2. クライエント中心療法の成り立ち ……………………55
3. パーソナリティの理論 …………………………………57

 4. セラピストの役割……………………………………60
 5. 治療者に必要な3つの条件…………………………61
 6. クライエント中心療法の技術………………………62
 7. 心療内科におけるクライエント中心療法…………63

第5章　いわゆる，「短い心理療法」……(中島弘子)……66
 1. Brief Therapy（ブリーフセラピー）………………66
 2. 短期力動精神療法……………………………………68

第6章　芸術療法（アートセラピー）……(中島弘子)……71
 1. 心身症と芸術療法……………………………………71
 2. 精神療法としての芸術療法…………………………71
 3. 各種の芸術療法………………………………………72

第7章　交流分析（TA）…………………………(島田涼子)……75
 1. 交流分析とは…………………………………………75
 2. 自我状態の分析………………………………………76
 3. 交流の分析……………………………………………81
 4. ラケットおよびゲーム分析…………………………84
 5. 脚本分析………………………………………………92
 6. 契約……………………………………………………95

第8章　ゲシュタルト療法………………………(島田涼子)……98
 1. ゲシュタルト療法Gestalt Therapyとは……………98
 2. 神経症のメカニズム…………………………………99
 3. ゲシュタルト療法の実際……………………………100
 4. ゲシュタルトの祈り…………………………………101

第9章　集団精神療法 ……………………（島田涼子）……102
1. 集団精神療法とは ……………………………………………102
2. 集団精神療法の過程 …………………………………………103
3. 集団精神療法の治療因子 ……………………………………103
4. 短いまとめ ……………………………………………………106

第10章　森田療法 ………………………（太田大介）……108
1. 森田療法の成り立ち …………………………………………108
2. 森田療法の理解に必要な専門用語について ………………109
3. 入院森田療法 …………………………………………………113
4. 外来森田療法 …………………………………………………116
5. 森田療法の治療原理 …………………………………………117
6. 森田療法と心身医学 …………………………………………121
7. 森田療法の今日の展開 ………………………………………124
8. 症例 ……………………………………………………………125
9. 森田療法が成立した日本の社会文化的背景について ……129

第1章　心身症治療の基本
─身体から心へ，心から身体へ─

　本書のテーマは「心身症に用いられる心理療法」であるが，そもそも心身症とは何なのか，歴史的にふりかえってみる。

　情動と身体的反応の関連については古代からさまざまな記述があるが，学問的に取り上げられたのはギリシャ時代からである。プラトンは身体は他の物質と同じように幾何学的，機械論的な存在であり，一方精神は身体とはまったく別種の非物質的な観念と考えた。アリストテレスは，プラトンとは対照的に，身体は魂により何らかの目的性をもった全体として活動すると述べている。

　心身医学は英語でpsychosomatic medicineというが，psychosomatic（psychosomatisch）という言葉を最初に使ったのは1818年ドイツのライプチヒ大学精神科教授のハインロート（Heinroth,J.C.A.）である。Heinrothは身体と心は同一事象の二側面であると考え，それが外部空間に現れれば身体，内部空間に現れれば心であり，自己のこの側面は分けることはできないと考えていた。

　Psychosomatic medicine（psychosomatische Medizin）という用語は1922年にウイーンの精神分析学者ドイチュ（Deutsch, F.）によって初めて使用された。彼は，心的諸要因に基づく自律神経系の持続的な支配障害が諸器官の物質的な障害をひきおこすという図式を提出していた。

　1930年代にアメリカのマイヤー（Meyer）は，精神生物学的な立場から，精神障害や心身症を生物学的・心理的・社会的要因の統合体としての個人が，その個人特有の生活歴に基づいて示す不適応反応として理解しようとした。

　心身医学の精神生理学的研究としては，キャノン（Cannon.W.B）（1871～1945）が先駆的研究を行っている。彼は，個体は，危機的状況に対して生理的反応をおこすことを証明した。ストレス状況では，副腎からはアドレナリンが分泌され，交感神経系が刺激され，その結果血圧上昇，心機能亢進，皮膚血管収縮，血糖値上昇，深い大きな呼吸，消化管機能抑制がおこる。

Selye,H はストレスによる身体的反応について，全身（汎）適応症候群 general adaptation syndrome の概念を提唱した。これは，ストレスの種類がどのようなものであっても，生体は自律神経系と内分泌系を介して全身に影響を及ぼすような非特異的な反応を示すというものである。それは解剖学的には，①副腎の肥大，②胸腺の萎縮，③胃・十二指腸の潰瘍形成，からなる。そしてその経過は，第1期：警告反応期（ショック相・抗ショック相），第2期：抵抗期，第3期：疲弊期，と進んでいくとした。

　近年では，青斑核を中心としたアドレナリン系作動性ニューロンをはじめとする脳内アミンの動態，CRF（コルチコトロピン放出因子）を介する内分泌系の反応，ストレスによる抗体産生能や細胞性免疫能の変化，といった免疫系の変化など，精神と身体の結びつきの生理学的・生化学的メカニズムの解明が進んでいる。

　一方，精神分析を創始したフロイト（Freud,S）により，心身医学の概念は形をとってくることになる。Freud は，「無意識」という概念を提出し，人間の行動の大部分は，無意識の動機づけによって決定されていることを見出した。彼は，精神分析—自由連想法という方法を用いて，無意識の動機づけを意識化する技術を開発した。Alexander,F はその著書「心身医学の誕生」の中で，精神分析学の発展は，19世紀後半の，身体の詳細な機構にのみ関心が集中していた医学への反動の兆候と述べる。そして，生体は合目的的に協調しているひとつの単位であり，人格は身体のすべての部分から供給されるものから成り立っていて，精神分析による人格の発達と機能の研究が，医学に統合的な視点を導入する端緒になっていると述べている。Alexander はまた，衝動の適切な表現が抑圧されたり制止されたりすると，慢性の情動的緊張が生じ，自律神経機能に持続的な影響を及ぼし身体的障害をひきおこすと主張した。

　Cannon や Selye の生理学的な理論と，Meyer を中心とした「環境に対する個体の適応」という心理—生物学的な観点にたった人間のみかたと精神分析学が統合されて力動精神医学が誕生している。精神分析学では先の Deutsch らは自我心理学的な心身医学，「発達心身医学」を主張している。近年では，乳幼児精神医学の発展とともに母子コミュニケーションと情動の発達・心身症状と

の関連が注目されている。

　心と身体が生理学的に結びつきをもっており，心の状態が身体状態に影響を及ぼすことから，心身症の治療に心理療法が可能となる。

　日本心身医学会では心身症を「身体疾患の中で，その発症や経過に心理社会的な因子が密接に関与し，器質的ないし機能的障害が認められる病態をいう。ただし神経症やうつ病など，他の精神障害に伴う身体症状は除外する」と規定している。これは，いわゆる狭義の心身症の定義と考えてよいだろう。心と身体の結びつき，ということを考える場合，心療内科の臨床場面では，器質的ないし機能的障害がないが身体症状を主訴とする，神経症患者にもしばしば遭遇する。一般に，狭義の心身症では疾患に心理社会的要因が影響を及ぼしているという自覚が必ずしも明確ではなく，心理社会的介入が容易でないことも多い。

　本書では器質的・機能的障害のない身体症状を呈するものを広義の心身症とし，広義の心身症も含めて，心身症の心理療法を考えていくこととする。なお，心身症の心理療法には，バイオフィードバック法，自律訓練法，などの「身体から心へ」働きかけるともいえる種々の治療法もあるが，本書では「心から身体へ」の心理療法を扱う。

文献

1) 下坂幸三：概念，歴史的展望．現代精神医学大系7，心身疾患Ⅰ．1基礎的問題，p.3-36，中山書店，1978.
2) 筒井末春，中野弘一：新心身医学入門．南山堂，1996.
3) 日本心身医学会教育研修委員会編：心身医学の新しい診療指針．心身医31：537-576，1991.
4) 小此木啓吾：精神身体医学と精神分析学．精神身体医学2：188-202，1962.
5) 小此木啓吾：心身医学と自我心理学．精神分析学の展望，精神分析の成立ちと発展，p.166-171，弘文堂，1985.
6) 松波聖治：心身医学における精神分析の寄与―歴史的展開と今日的理解―．心身医学36：58-62，1996.

7) 高野晶：精神分析における心身相関の概念. 心療内科1：112-117, 1997.
8) Franz Alexander：Psychosomatic Medeicine：Its Principles and Applications, W.W. Norton & Company, 1987, 1950.（F.アレキサンダー著, 末松弘行監訳「心身医学の誕生」中央洋書出版部, 1989.）

(中島弘子)

第2章　一般外来における心身症治療

1. 心身症治療における一般外来の役割

　心身症治療の基本は一般外来である。患者はまず一般外来を受診する。そこで初診が行われ，「診たて」がなされ，必要な検査の選択が行われ，治療手技の選択を含めたその後の治療の方向性が決められる。

　第1章であげた狭義の心身症患者は，一般的に，まず身体各科を受診する。その中で特に心理的側面への専門的援助が重要と各科医師に判断された患者が，心療内科を受診することが多いと思われる。プライマリケア設定においてどの程度心理療法的アプローチが可能であるかは各医師の興味・知識・技量と外来の混雑程度・1患者に割ける時間の量などによってかなり差が出てくるものと思われる。また，一口に心療内科といっても外来によって設定や対象患者，内容はさまざまである。

　しかしどのような外来場面であっても，医師—患者関係（治療関係）が基本となって外来診療が進行していく。

2. 一般外来での心理療法

　心身医療において従来，臨床医が外来で行う心理療法は「一般心理療法」とよばれてきた。心理療法というと，長い時間をとる構造化した心理面接がイメージされやすいが，一般心理療法は一般外来で臨床医が患者と行っている会話，問診，説明，などを含む，ごく一般に行われているものである。心理面に配慮

するならば，患者との何気ない会話も，それが患者に影響を与えるものとして注意深く扱わなければならないということでもある。

以前には一般心理療法は簡易精神療法とよばれていた時期もある。他の類似の用語との混乱を避けるため，現在は一般心理療法という用語が主に使用されている。しかし「簡易精神療法」ともよべるほど，一般外来における患者との関わりは精神療法の基本的な要素を多く含んでいる。

「精神療法とは何か」ということについて，成田はその著書「精神療法の第一歩」の中で一章をさいて論じている。
『「精神療法とは何か」と問うことは，「人間とは何か」とか「愛とは何か」と問うのに似ている。おそらく，答える人の数だけさまざまに異なった答があるであろう。その人が人生のどの年代にあるかによっても答が変わってくるであろう。そしてその答の中に，その人の人格，担ってきた歴史，精神療法家としての力量などが凝縮した形で現われるであろう。この問に答えることは空恐ろしいことである。』

「精神療法というアート」，「或る治療者とある患者との間の或る精神療法」という，精神療法の独自性，一回性の側面と，同時に他者の経験と照合できる一般性の側面の双方の大切さに触れている。さらに，精神療法が治療者の人間性に触れるものであり，それゆえの危険性についても述べられている。

一般心理療法は，精神療法の一種であるが，患者の心の深層に踏み込まないのが原則とされる。一般外来という，時間の限られた，かつ外来の混み具合などによって始まりの時間や費やせる時間の一定しない構造の中での心理療法である。その基本は，受容・支持・保証とされる。

ここでいう受容とは，患者の訴えを傾聴し，理解しようと努める態度，患者の気持を暖かく支えること，保証は治療を続けていけば必ず治ると保証することおよび，患者の訴えや態度に関わらず治療者が一定の治療時間を確保することを保証する，ということを含む。しかしこれらは型どおり行えば効果があるというものではない。

バリントは，分析的観点から，非精神科医の精神療法の発展に力を注いだが，患者の問題があまりにも複雑だったり絶望的なとき，医師の側の逆転移感情により根本的な問題を避け，適切な検査・探求を怠って表面的な「保証」をした

くなる危険性について述べている。

現実に心身医療の場面で，受容・支持・保証で治療が進展していくケースはむしろ比較的少数ではないかと思われる。以下に一般外来での心理療法におけるいくつかの考慮すべき問題について述べる。

3. 一般外来と医師—患者関係

治療関係とは，元々は精神分析的精神療法において治療者とクライアントの関係をさす用語であるが，医療の場では医師と患者，心理士と患者，などの一対一関係の他，複数の医療スタッフや患者の家族を含むさまざまな治療関係が存在する。その中のひとつとして，一般外来では医師—患者関係が主軸となっている。

治療を進めていく上で医師と患者の信頼関係が重要であるということは周知のことである。しかし，これは単純ではない。

医師と患者の関係には，医師側の要因，患者側の要因，さらに両者の相互作用による要因が影響を与える。小此木は，精神分析的精神療法における治療契約に内在する不平等性について述べているが，医師—患者関係においてもそのことを認識しておく必要がある。つまり，患者は身体的にもしくは精神的に何か困り，その解決を求めて専門家＝解決者と期待して医師を訪れる。そこで診断をし治療方針をたてるのは医師であり，患者はそれに従う立場，すなわち相対的に弱い立場にある。昨今，インフォームド・コンセントという用語が普及しているが，この検査や治療に先立って十分な説明と自発的同意が必要であるという概念は，医療関係に内在する不平等性からくる弊害の反省から発したものと思われる。しかし，治療関係において基本的に弱者である患者に，他の選択肢も含めた本当に理解できる説明と，それを理解しての自発的同意が行われることは容易ではないと思われる。特に日本では過去，医師の温情と権威に基づく治療の提供とそれに「おまかせする」医療関係が主流であったことから，医師・患者双方がその概念に慣れないところがある。

医師—患者関係に影響を与える患者側の要因として大きいものに，患者の過

去の他者との関係がある。過去に他者とどのような対人パターンをもってきたかが，治療者となる医師との間でも再現される。これは，第3章の精神分析的精神療法の項で述べられる「転移」という現象である。（第3章参照。）たとえば，権威的な父親に反発することで自分を守ってきた患者が，医師にその父親像を重ねて，どこか挑戦的な姿勢で診療に臨んだり，過度に保護的な母親に常に依存してきた患者が，医師にも過度に依存的な態度だったり，という例である。これらは単純な例であるが，過去の対人パターンは実際にはいろいろな局面で複雑に現われてくる。一方で，医師の側にも，患者の言動や症状の表われ方・それに対する態度などに触発されて，医師の過去の対人関係に影響された感情がわきおこる。これが逆転移である。さらに，医師－患者関係に影響を与えるものとして，治療構造がある。小此木は精神療法における基本的な要素として，治療構造という概念をあげている。精神分析的精神療法の治療構造については本書第3章で今一度述べられる。治療構造には外的な治療構造と内的な治療構造がある。外的な治療構造とは，外来であればそれは大学病院の外来なのか，一般総合病院の外来なのか。その中でも一般内科外来なのか，内科の中の心療内科と明記した外来なのか，独立した「心療内科」，あるいは「総合診療科」か，あるいは精神科の中の心療内科外来か，精神科か。産婦人科や泌尿器科，小児科の「心療内科」外来，ということもあろう。総合病院ではなく単科病院や診療所であれば，それも何科であるか。診察室の広さ，病院の中での位置，部屋は扉でしきられているか，カーテンのみか，看護職員が同室するのかしないのか，医師と患者の座る位置や椅子，1回の時間はどうなっているか，……など。これらが外的治療構造である。内的治療構造は主に治療のやり方である。医師の側の要因，患者側の要因とそれらの相互作用，治療構造がからみあって医師－患者関係が動き，治療に影響を与える。

4. 初診時の注意

筒井は，心身医学的見地からみた初診時の聴取事項として，以下の項目をあげている。

① 受診の動機
② 主訴（心身の訴えを含む）
③ 症状初発時の心理・社会的状況
　1）対人関係における葛藤
　　　（家庭，学校，親戚，職場など）
　2）仕事内容，経済的状況
　3）大きな環境上の変化
　　　（近親者の死，病気，転居，転職など）
④ 過去の治療関係
　　　（医師への不信感，医療への不信など）
⑤ 性格傾向や適応状態

　いつ頃から，どんな症状・困ったことがあり，それはどんな風になっていったのか。自分ではその状態についてどんな風に考えているのか。何か生活上の変化はあったか。本人は症状の発生・発展と心理社会的要因が関係あると思っているかどうか。周囲の人は本人の病態をどうとらえているか。そして，その症状が出てから受診した病院や心理療法施設の有無，受診期間，そこでの対応，なぜやめたか，を聞く。それが本人の症状への考え方，取り組み方，治療者への期待を知るのに大変よい材料となるからである。
　初診は患者の情報を聞き，それに基づいて診断・検査計画・治療方針をたてる重要な機会であるが，それ以前に医師と患者の最初の出会い，という意味で大変重要である。

5. 家族との関わり

　心身症治療において家族との関わりが重要であることも多い。土居はその著「方法としての面接」の中で，精神科的面接に際し，家族が患者の面前で患者に先立って面接者に会いたいと言ってきた際に，それを受け入れず，患者の前で話させることの重要性について述べている。それは患者を連れてきた本当の

理由を患者に話していないので先に話したい，ということが多いが，患者が怒りだすのを恐れていたり，無理につれてきた後ろめたさを弁明したいためであることもある。しかし，患者の面前で家族だけに先に会うと，患者の疑心暗鬼を嵩じさせる。患者のいる前で話させることによって，患者と家族の関係を観察することもできるし，緊張関係のある場合はある程度仲介もできる。そしてそのような状況で，面接者は面接状況に全責任をもつことを表明しなければならないと述べている。

　心身症患者の場合には，家族が本人に内緒で先に治療者に何か伝えたいということはそれほど多くはないが，摂食障害患者で本人の陳述と，家族の観察が異なり，主張の食い違い（たとえば本人はある程度食事をしていると言うが家族からみるとほとんど食べていないに等しいなど）を本人の前で言うと怒り出すかもしれないので先に言いたい，ということなどは存在する。そのような場合でも，やはり本人に先立って家族とは会わず，目の前で言ってもらうのが治療上大事である。目の前で言ってもらうことによってその違いについて扱うことが容易になる。なお，家族が単独で来院したときに，そのことを本人に秘密にしてほしいという願いを受け入れない，家族から得た情報は原則として本人にフィードバックするが，患者から得た情報は原則として家族に返してはいけない，というのも心身症患者の治療においても基本的なことである。

6. 薬物療法をめぐって

　心身症の外来治療において，薬物療法は重要である。薬物療法はいわば，「身体から心へ」の治療であるが，その効果の現れ方は，心理的なさまざまなことの影響を受ける。薬物処方以前の，治療者－患者関係，投薬をめぐる患者の過去の体験など。薬は医師が患者に処方するものであり，患者にとって医師の分身としての意味がある場合がある。成田は，薬に対する患者の反応は，薬そのものへの反応であると同時に，治療者に対しての反応，さらには治療者の属する病院への反応が重なっていることがあり，一方で薬は治療者そのものではないので，薬への苦情の方が治療者への苦情より言いやすいこと，したがっ

て一方では治療者を良い治療者に保っておきながら，薬に対しての苦情を言うことで治療者（の一部）を攻撃することができることを指摘している。治療者自身も，処方によって余計具合が悪くなったなどと言われると，暗に攻撃されたと感じて感情的に対応してしまう場合がある。しかしそれでは逆効果で，一方では治療者への不満と理解しながら，すぐに解釈はせず，まずは薬の問題として丁寧に対処する必要があろう。

　心療内科を受診する前に一般内科などの他科身体科ですでに抗不安薬や抗うつ薬が処方されていることがある。それによって効果が得られているケースもあるが，中には患者にあまり説明をせずにそれらの薬が処方されている場合がある。あげく，効果がない，と次々いろいろな薬が試され，すべて効果なし，とやっと心療内科に紹介されるようなケースでは，どの薬も効かなかったという体験・薬（および，おそらく医療・医師への）不信感が患者に残り，処方に際して困る場合がある。そのようなとき，すでに処方されたことのある薬でも丁寧に説明して処方しなおすと，効果が得られるということもよく経験する。

症例1：42歳，女性

　腕を骨折してしばらく固定を余儀なくされてから，イライラするようになり，次第に気分が憂うつになってきた。ちょっとしたことで不安になり，動悸がするようになった。動悸が始まると息苦しくなり，そのまま死んでしまうのではないかと思う。不眠がちになり，食欲も低下し，体重が2ヵ月で6kg減少した。安定剤と抗うつ薬が処方され，少し気分はよくなったがちょっとしたことで不安になることは変わらず，しばらくするとまた以前と同様の状態となった。前医より紹介され心療内科受診となった。

　初診時：不安そうな表情で症状を述べ，薬をのんでもぜんぜんよくならないが，やめることも怖くてできない，と語った。患者の状態は反応性のうつ状態であるが，不安が強く，不安発作が起こり，それによって抑うつ感を強めていると考えられた。

　治療経過：まず患者に病態の説明を行った。骨折で身体の自由がきかない不安な状態を続けているうちに抑うつ的になってしまったこと，憂うつな状態でさらに不安になり，その不安からまた憂うつな感じが強くなっている，という

悪循環が考えられることを説明した。そして，不安が改善するとうつそのものはそれほどひどいものではないと考えられると伝えた。薬物は抗うつ薬と抗不安薬が適切に処方されていると考えられたため，基本的に同じ処方とした。ひとつひとつの薬の説明を行い，抗うつ薬でうつ状態そのものを改善すると同時に対症療法である抗不安薬を使用して，不安をやわらげるので，動悸がおこってきたりいやな気分のときも慌てないこと，と説明した。

1週間後現れた患者は見違えるようににこにこし，だいぶ落ち着いた，と語った。動悸や息苦しさで何がなんだかわからず，苦しくてどうしようもなかったが，前回説明を聞いてメカニズムがわかり，安心したという。動悸・息苦しさの発作はほとんど出なくなり，夜眠れ，食欲もでてきたとのこと。このときは治療者は，症状は一気によくなるというよりは調子によって波もあると思われるが，そういうときも慌てなければ大丈夫なので慌てないこと，と伝えた。以後多少の波はありながら改善の方向となった。

本症例は不安抑うつ混合状態の患者が，同じ薬物の処方を受けながら，転医先では病態説明を受け，不安が軽減したのとともにおそらくそれによる医師への陽性感情も手伝って著明な改善がみられたケースである。

7. 人格障害の問題

第1章において心身症の定義を紹介した。そこでは「神経症やうつ病など，他の精神障害に伴う身体症状は除外する」と規定されている。しかし，心身症患者の診療においても避けて通れないのが人格障害の問題である。表面に出ている問題は心身症であるが，そのベースに人格障害の問題があり，治療経過で問題になってくるケースにはよく遭遇する。人格障害の治療について述べることは本書の目的ではなく，またDSM-Ⅳに記載されているすべての人格障害に言及することもできないが，いくつかの人格障害について，人格障害を伴う患者を治療する際問題になりやすい点に関して，若干述べる。

症例2：30歳，男性．主訴：嘔気，嘔吐

　以前から体調を崩すと胃が痛んだり，吐き気や嘔吐がおこりやすかった．就職後，社内の人間関係がうまくいかなくなった頃より頻繁に嘔気・嘔吐が出現するようになった．

　消化器内科を受診し，内視鏡検査検査の結果は軽い胃炎のみであったが，所見に見合わない強い症状の背景に心理的要因を疑われ，心療内科紹介となった．しばしば強い嘔気・嘔吐が出現し，特に出勤すると強い症状が出る．自宅ではあまり症状は出ない．念のため施行された頭部CTは異常なし．本患者では，神経性胃炎・神経性嘔吐と診断されたが，背景に回避性人格障害が疑われ，二次的疾病利得がからんで症状が難治性であった．

　アメリカ精神医学協会によるDSM－Ⅳの回避性人格障害の基準は以下の通りである．

301.82　回避性人格障害

　社会的制止，不適切感，および否定的評価に対する過敏性の広範囲な様式で，成人期早期に始まり，種々の状況で明らかになる．以下のうち，4つ（またはそれ以上）で示される．

(1) 批判，否認，または拒絶に対する恐怖のために，重要な対人接触のある職業的活動を避ける．
(2) 好かれていると確信できなければ，人と関係を持ちたいと思わない．
(3) 恥をかかされること，またはばかにされることを恐れるために，親密な関係の中でも遠慮を示す．
(4) 社会的な状況では，批判されること，または拒絶されることに心がとらわれている．
(5) 不適切感のために，新しい対人関係状況で制止がおこる．
(6) 自分は社会的に不適切である，人間として長所がない，または他の人より劣っていると思っている．
(7) 恥ずかしいことになるかもしれないという理由で，個人的な危険をおかすこと，または何か新しい活動に取りかかることに，異常なほど引っ込み思案である．

疾病利得とは，元々フロイトが神経症の症状形成などの理論の中で述べているもので，その名のごとく病気になることによって得られる利得のことである。一次的および二次的の二種類に分けられる。一次的疾病利得 primary gain とは，症状形成が生じることで葛藤を無意識の中に押し込もうとする自我の傾向に満足を与え，さらに症状形成に逃避することによって自我が傷つかず精神的苦痛を免れることができるという無意識的心理的利得の側面である。二次的疾病利得 secondary gain とは，疾病の結果得られる現実的な利得で，たとえば病気のため学校や仕事に行かなくてすむとか，周囲に大事にしてもらえる，といったことである。

　疾病利得は元来ヒステリーの機制理解に重要なものであったが，心身症の診療においてもしばしば問題になってくる。特に二次的疾病利得の問題は，治療抵抗を考える上で重要である。狭義の心身症の多くの患者は，過剰適応とよばれる，自分の欲求よりも周囲の期待を優先する，したがって，治療者が休ませようとすることに抵抗するような人々である。しかし神経症的要素が強いものは，二次的疾病利得の問題で，社会復帰しようとすると症状が増強する。治療上難しい問題である。

症例3：23歳，女性．主訴：慢性頭痛，下痢・便秘の繰り返し
　以前から頭痛や便通異常はあったがそれほど気にするほどでもなかった。結婚し，数ヵ月たってから症状が強くなってきた。自分ではどういうとき症状が強くなるのかはわからない。内科より紹介され心療内科を受診した。心療内科で背景聴取していくと，夫との関係がうまくいかなくなってきた頃より症状が強くなっていることがわかった。患者は不満を表に出さないように努力していたが，かえって症状は強くなっていった。著しい気分変動（強いイライラ）があったがそれを表に出さないようにしていた。慢性的な空虚感があり，すべてのことをがまんしていたかと思うと突然自傷行為をした。治療にもとても熱心に通ってくるかと思うと突然長期間中断したりし，安定した関係を維持するのが難しかった。

301.83 境界性人格障害

対人関係，自己像，感情の不安定および著しい衝動性の広範な様式で，成人期早期に始まり，種々の状況で明らかになる。以下のうち5つ（またはそれ以上）で示される。

(1) 現実に，または想像の中で見捨てられることを避けようとする気違いじみた努力。
　　基準 (5) で取り上げられる自殺行為または自傷行為は含めないこと。
(2) 理想化とこき下ろしとの両極端を揺れ動くことによって特徴づけられる不安定で激しい対人様式。
(3) 同一性障害：著明で持続的な不安定な自己像または自己感
(4) 自己を傷つける可能性のある衝動性で，少なくとも2つの領域にわたるもの（例：浪費，性行為，物質乱用，無謀な運転，むちゃ喰い）。
　　基準 (5) で取り上げられる自殺行為または自傷行為は含めないこと。
(5) 自殺の行動，そぶり，脅し，または自傷行為の繰り返し
(6) 顕著な気分反応性による感情不安定性（例：通常は2，3時間持続し，2，3日以上持続することはまれな，エピソード的におこる強い不快気分，いらいら，または不安）。
(7) 慢性的な空虚感。
(8) 不適切で激しい怒り，または怒りの制御の困難（例：しばしばかんしゃくを起こす，いつも怒っている，取っ組み合いの喧嘩を繰り返す）。
(9) 一過性のストレス関連性の妄想様観念または重篤な解離性症状

境界性人格障害（境界例）も治療上問題になる病態である。対人関係上の不安定さがひとつの特徴で，それは治療場面でも再現されるため，この病態を理解した対応が必要である。境界性人格障害の治療は，主に力動精神療法派によってなされてきた。他に昨今ではBeckの認知療法などがある。境界性人格障害は激しい情動を特徴とし，心身症治療に際して境界性人格障害の治療も手がけようとするのには無理がある。治療者は自らの限界を認識して，患者のすべてのニーズには答えられないことを受け入れる必要がある。

症例4：30歳，男性．主訴：頭痛，易疲労性
　大学時代は成績優秀であった．就職し，難しい仕事についてから頭痛，易疲労性が出現するようになった．いくつかの内科病院を受診し，諸検査を受けたが器質的な異常は認められなかった．症状増悪により退職．本で心療内科を知り，受診した．軽うつ状態が疑われ，少量の抗うつ薬を投与したところ症状はほぼ改善．しかし，完璧に症状がとれるまで働くわけにはいかない，と言い，微細な症状にこだわることが続いた．症例はあるべき自分の理想像が高く，現実の「難しい仕事をこなせない自分」が受け入れられなかった．症状は（自分の能力が低いからではなく）「体調が悪いから」できない，という合理化で本人を守る役割を果たしていた．

301.81　自己愛性人格障害

　誇大性（空想または行動における），賞賛されたい欲求，共感の欠如の広範な様式で，成人早期に始まり，種々の状況で明らかになる，以下のうち5つ（またはそれ以上）で示される．

(1) 自己の重要性に関する誇大な感覚（例：業績や才能を誇張する，十分な業績がないのにもかかわらず優れていると認められることを期待する）．

(2) 限りない成功，権力，才気，美しさ，あるいは理想的な愛の空想にとらわれている．

(3) 自分が"特別"であり，独特であり，他の特別なまたは地位の高い人達に（または施設で）しか理解されない，または関係あるべきだ，と信じている．

(4) 過剰な賞賛を求める

(5) 特権意識，つまり，特別有利な取り計らい，または自分の期待に自動的に従うことを理由なく期待する．

(6) 対人関係で相手を不当に利用する，つまり，自分自身の目的を達成するために他人を利用する．

(7) 共感の欠如：他人の気持および欲求を認識しようとしない，またはそれに気づこうとしない

(8) しばしば他人に嫉妬する,または他人が自分に嫉妬していると思い込む
(9) 尊大で傲慢な行動,または態度。

　自己愛性人格障害の患者は批判や挫折による傷つきに対して非常に敏感で,敗北する可能性のある状況に乗り出さない。結果として社会的な機能が低いことがある。自分は特別なので,治療者も特別であるべきだと信じている。結果,有名な病院の有名な医師に診察してもらおうとすることも多いが,そうでない場合も,自分の治療者は特別だという理想化を向けられる。治療者はここでも,治療者の限界をわきまえて,患者のニーズすべてには答えられないことを受け入れる必要がある。

文　献

1) 小此木啓吾:精神療法の構造と過程.小此木啓吾ら編,精神分析セミナーⅠ巻 p.1-84,岩崎学術出版,1981.
2) 筒井末春,中野弘一:新心身医学入門.南山堂,1996.
3) 筒井末春:心身症を診る.ライフサイエンス,1985.
4) 伊藤克人:簡易精神療法.河野友信編,心身症の理論と療法,現代のエスプリ360,p.69－76,至文堂,1997.
5) 成田善弘:精神療法の第一歩.精神科選書7,診療新社,1981.
6) M.バリント＆E.バリント(小此木啓吾監修,山本喜三郎訳):医療における精神療法の技法.誠信書房,2000.
7) 笠原嘉:予診・初診・初期治療(改訂版).診療新社,1997.
8) 成田善弘:精神療法的面接について.成田善弘編著,精神療法の実際,新興医学出版社,1989.
9) 北山修:薬の象徴性とその解釈.精神分析研究39:84-89,1995.
10) 土居健郎:方法としての面接.医学書院,1977.
11) アメリカ精神医学協会:DSM-Ⅳ精神疾患の診断統計マニュアル.高橋三郎・大野裕・染矢俊幸訳,医学書院,1995.
12) 日本心身医学会用語委員会編:心身医学用語事典.医学書院,1999.

13) 馬場禮子：境界性人格障害の力動的理解と治療．馬場禮子ら編，臨床心理学大系19巻，人格障害の心理療法，p.34-51，金子書房，2000．
14) 町沢静夫：境界性人格障害の認知療法．馬場禮子ら編，臨床心理学大系19巻，人格障害の心理療法，p.68-86，金子書房，2000．

〈中島弘子〉

第3章 精神分析的精神療法

　精神分析的精神療法は，精神分析の基本原理と方法を基礎にして，治療対象の病態や年代，治療の場などによって治療技法に修正を加え応用した精神療法である。その基礎となっている精神分析療法は，19世紀末にフロイト（Freud,S.）によってウイーンで創始され，介入（intervention）と解釈（interpretation）という治療的援助を得て言語化による無意識の意識化という洞察を基本的な治療メカニズムとして，個人の内的な欲動と自我，超自我の葛藤をテーマにした固体論的な理論に基づいた精神療法である。主として神経症の治療法として発達し，すでに1910年代に現在のかたちが確立されている。その後，精神分析の継承者たちによって新しい理論や治療技法が発展し，現在までに自我心理学派，対象関係論派，独立学派，自己心理学派などさまざまな学派が生まれた。精神分析の理論的モデルも，現在では，欲動論よりも個と個の相互関係，とくに情動コミュニケーションや共感が治療機序として注目されるようになっている。こうした流れのなかで精神分析的精神療法は精神分析療法に修正（modification）を加えたかたちで発展していき，神経症のみならず境界例やパーソナリティ障害，心身症，あるいは精神病圏の患者にまで応用されるようになった。

　精神分析的精神療法は，精神分析療法がもともと外来での1対1の個人精神療法を基本にしていたのに対して，入院患者にも応用され，集団精神療法としても発展している。コンサルテーション・リエゾン精神医学の領域においても精神分析的な原理に基づいた臨床的な実践が行われている。このように治療の対象や場が広範になった精神分析的療法は，心療内科領域においても臨床的に有用な治療技法として位置づけられる。

　この章では，まず基本となる精神分析療法や精神分析理論について説明し，後半では具体的な症例をあげながら精神分析的精神療法について紹介する。

1. 精神分析の基礎理論

1）6つの力動的な観点

　精神分析の特徴は精神現象におけるさまざまな葛藤のありかた，そしてそれによる症状形成のメカニズムや治療の過程を力学的な因果関係の理論によって理解していくことにある。その理論の基本的な考え方になるのが次に述べる6つの力動的観点であり，精神分析はこれら6つの観点から人間を理解していこうとするものである。

（1）局所論的観点

　人の心の領域を「意識」，「前意識」，「無意識」の3つに分けてみる観点である。このうち自分の心理状態や行動について気づいていない心の領域を「無意識」と呼んでおり，ここは心の奥底に深く抑圧されているため意識化されにくい領域であるといわれている。一方，「前意識」は，面接や心理検査などによって意識化することが可能になる領域であると考えられている。

（2）構造論的観点

　人格をエスと自我と超自我の3つの領域から形成された1つの全体としてみる観点である。右図は，フロイト（Freud,S.）が描いた精神的人格の構造関係を示した図である。ここで示されているように，エスはイドとも呼ばれ，快感の原則に支配された人格の本能衝動の極であり，超自我は良心や理想的自我の極である。そして自我は，これらエスの本能衝動と超自我との間の対立や葛藤を調整して安定を保つ働きをしている。エスはすべて無意識であるが，自我と超自我は一部は無意識で一部は意識的なものと考えられている。

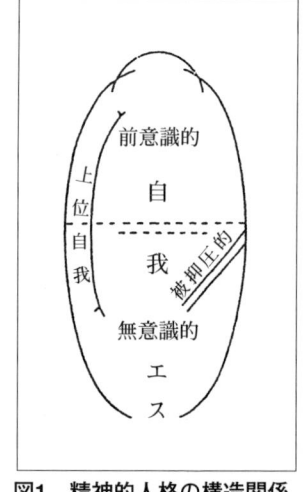

図1　精神的人格の構造関係
（Freud,S.）[1]

(3) 経済論的観点

　精神現象や行動は，エス，自我，超自我の3つの領域を動かしている心の量的エネルギーの循環と配分による力動的な体系として理解できるという観点である。たとえば，これら3領域のうちエスの力が強くなると本能衝動に動かされた行動が出やすくなり，超自我の力が強くなると良心的で理想主義的な考えや行動が現れやすくなると考えられる。

(4) 力動論的観点

　エスと超自我との間に対立や葛藤が生じた場合，自我がどのように妥協したり調節をしていくかといった力動的な関係からみていくというように，精神現象をさまざまな精神的な力の葛藤と組み合わせによって生ずるものとしてとらえる観点である。

(5) 適応論的観点

　人間は無意識的に衝動や欲求を現実に照らして社会に受け入れられるよう積極的に適応する機能をもっているという観点である。

(6) 発達論的観点

　人の精神現象を，それまでの発達や過去の体験に由来しているものとして，連続的に因果関係を理解していく観点である。

2) 防衛機制

　自我はエスと超自我との間にあり，両者の間に対立や葛藤が生じて精神的な平衡が乱れると自我に緊張や不安が生ずる。こうした緊張や不安を防衛して精神的な安定を保つために自我はさまざまな心理機制を働かせる。これを防衛機制といっている。これらの防衛機制は無意識的に働き，しかも種々の防衛機制が同時にいくつか組み合わさって働くことが多い。これらは心身症や神経症，精神病のみならず，精神的に健康な人に至るまで普遍的にみられる心の働きであるが，主にどのような種類の防衛機制が働いているかによって人格障害のタイプや病態水準が明らかになることもある。防衛機制は精神分析的診断を行う際の1つの重要な概念であり，また患者の防衛機制を精神療法の中でどのように扱うかによって治療方針が決まり治療過程の理解にもつながるため，精神分析的精神療法を行うにあたっては，防衛機制について理解し把握しておくこと

が必要である。

神経症的防衛機制

神経症によくみられる代表的な防衛機制として，次のようなものがあげられる。

①昇華 sublimation

性欲動や攻撃欲動を，社会に受け入れられるように他の有用な方面に向けられる機制である。たとえば芸術活動や知的研究などで，成熟した適応的な防衛機制として機能していることが多い。

②抑圧 repression

受け入れがたい観念や記憶，それらに伴う感情や衝動を無意識の中に閉じ込めておく機制である。意識的に前意識に押し込めようとする抑制 suppression と対比される。抑圧はすべての神経症において症状形成の基礎になると理解されているが，特にヒステリーの症状形成に密接に関わっている。

③転換 conversion

ヒステリー，ことに転換ヒステリーに特徴的な症状形成の機制である。心的葛藤を身体症状に転位して不安を減少させるもので，生理学的には異常を認めないが，運動性あるいは感覚性の身体症状を示す。転換による身体症状の特徴は，しばしば葛藤を象徴的に表しているということにある。

④置き換え displacement

ある表象に結びついている感情あるいは衝動を，別の表象に移すことである。不安を伴う無意識的な観念を，より無害で意識化された他の対象に取り換える防衛方策であるとも考えられる。たとえば，母親への性的衝動を年上の女性に置き換えることなどもその例としてあげられる。置き換えは，投影と共に，恐怖症の最も中心的な機制といえる。

⑤分離 isolation

ある観念や記憶から，それに結びついている感情を切り離してしまう機制である。そうすることによって観念と感情との関連性を意識することから生ずる不安や恐怖，罪悪感などの情緒体験を回避しようとするのである。たとえば，震災で突然家族も家も失ってしまった話をしながら，それにまつわる感情を切り離して平然としている場合などがそれである。

⑥反動形成 reaction formation

　意識に受け入れがたい願望や衝動を抑圧し，さらにそれとは反対の態度や行動をとることをいう。たとえば，ある人に対して内心怒りや憎しみを抱いているのに，そうした自分の衝動を意識できなくなっていて，その人に対して好意的で従順な態度を示すなどである。

⑦取り消し undoing

　すでに行われてしまった受け入れがたい行為や考えを，それと正反対の行動や考えによって取り消そうとする機制である。たとえば，ある人を叱りつけてしまった後に，誉めたり機嫌をとったりする場合などである。

⑧知性化 intellectualization

　葛藤やそれにまつわる情動をコントロールするために，知的な機能を働かせる機制である。たとえば，性的欲求に関わる葛藤をコントロールするために，性について知的，論理的に考えたり論議をする場合などである。

　上記の分離，反動形成，取り消し，知性化の4つは，あらゆるタイプの性格や病理に生じうるが，とくに強迫性の神経症や人格によくみられる防衛機制である。

⑨同一化 identification

　対象のもつさまざまな属性を自己の中に取り入れて，全体的あるいは部分的に対象と同じようになることである。たとえば，政治家として活躍していた夫を亡くした主婦が，夫の理想を引き継いで自分も政治家としての道に入ることなどである。この防衛機制は社会適応性の高いものから病態化したものまでさまざまな水準のものがある。

⑩退行 regression

　葛藤を回避するために精神機能がすでに到達した一定の発達水準からより低次の水準に逆戻りする機制である。健康な人が病気になって一時的に子供っぽくなってしまうような水準のものから，精神病水準にまで低下してしまうものまでいろいろな水準のものがある。

原始的防衛機制

　より深い障害をもった人格障害や精神病の患者は，神経症的防衛機制よりもむしろ分裂，否認，原始的理想化，脱価値化，万能感，投影，投影同一視など

の原始的防衛機制が優先して用いられる。とりわけ「分裂」は，境界例患者の精神療法において非常に重要な概念になっている。

① 分裂 splitting

自我および対象を良い部分と悪い部分，あるいは理想的な部分と迫害的な部分といった相反する部分に分裂する機制である。現実を歪曲した病的な傾向の強い防衛であり，とくに精神分裂病や境界例の精神力動の理解に重要である。

② 否認 denial

外傷的な外的現実や自己自身についての現実を認めないことで，現実を歪曲した防衛機制である。現実を知覚している自我とそれを否認している自我の両者が併存し，自我分裂の状態を伴うので，他の状況で感じていることを別の状況では思い出すことができないといったことが生じる。この機制はパラノイアや分裂病性の障害において特によく認められる。

③ 原始的理想化 primitive idealization

対象を全面的によいものと思い込んでしまう心的機制である。これは分裂と否認とが結びついた分裂的機制の1つであり，現実にはありえないほど完璧な対象像がつくられるため，健全な自我理想や超自我の発達がかえって妨げられてしまうことになる。

④ 脱価値化 devaluation

相手を軽蔑，過少評価し，追放すること。境界例では，理想化された外的対象が自分の期待した通りに欲求を満たしてくれなかった場合に，その対象の価値を極端に引き下げてしまう。対象を過少評価し貶めることで恨みを晴らそうとすること，また，そのような怒りを向けた対象から脅かされ，迫害されるであろうという恐怖などがこの機制の動機となっている。

⑤ 万能感 omnipotence

自分の能力を過大に評価すること。境界例は迫害的な対象世界から身を守るために，このような防衛機制が働く。

⑥ 投影 projection

自分自身の受け入れられない衝動，情緒，観念などを外在化して，他者に帰することである。たとえば，自分がある人に攻撃的な感情をもっている場

合，その感情をその人物に帰して，相手のほうが自分に怒りを抱いていると知覚する場合などである。これは実際の他者に対してではなく，自分の想像上の他者についての知覚に基づいた反応であるため，不適応が生じやすい。投影は恐怖症の最も中心的な機制であるが，妄想形成にも深く関わった機制でもある。

⑦投影同一視 projective identification

　分裂した自己の良い部分あるいは悪い部分のいずれか一方を外界の対象に投影し，さらにこの投影した自己の部分とそれを投影された外界の対象とが同一視される機制である。境界例に特によくみられる防衛機制といわれており，精神分裂病や境界例の精神力動の理解に重要な役割をはたしている。

3) パーソナリティーの発達

　ある時期の精神現象や行動の理解は，出生以来の生理学的，心理学的な発達の状態との因果関係から理解していくというのが精神分析的な立場である。したがって精神分析的な診断や治療を行うためには，パーソナリティー発達の各時期にどのような発達的な特徴や課題があるのか把握しておくことが必要である。

　フロイトは口唇期，肛門期，男根期，潜伏期，性器期の5段階の精神的な発達を仮定し，これをリビドー発達理論の見地から精神性的な発達と定義した。この理論では，幼少期の各発達期に特有な欲動の発達があり，その心的葛藤を解消することによって初めて次の発達段階に進んでいくことができると考えられている。

　口唇期：生後1.5歳くらいまでがこの段階に相当する。口唇・口腔粘膜などの快感帯が乳児を取り巻く環境と相互作用を行い，快感獲得の中心となる時期で，自己あるいは他者に対する基本的な信頼感を身につけるという発達課題がある。この課題は，口唇期におけるいろいろな欲求を母親によって適切に満たされることによって達成される。

　肛門期：1.5歳から2.5ないし3歳に相当する。便を溜めたり排出したりすることと関連して直腸粘膜や肛門括約筋から快感を得ることが優勢になる。排便のしつけをめぐって母親との関係が問題になってくる時期で，自律性を獲

得し，それを社会的に受け入れられるかたちで表現できるようになることが課題である。

男根期（エディプス期）：3歳から5.5歳ないし6歳に相当する。男女の性差に気づき，性同一性の形成が促される時期で，男子はエディプス・コンプレックスが，女子はペニス羨望が問題になってくる。この時期を通過することによって超自我が完成し，周囲の人からの禁止によってではなく，自分自身で良いことと悪いことが判断できるようになる。

潜伏期：5, 6歳から思春期までの時期に相当する。性的な欲動が比較的に穏やかな時期で，自我機能が急速に発達する。知的な機能の発達とともに社会化がすすみ，仲間との交流が豊かになる。

性器期：思春期以降にあたり，口唇期から潜伏期までの部分欲動が性器愛に統合される時期である。この時期に入るとエディプス・コンプレックスなどの幼児期の葛藤が再燃するが，そのような葛藤を克服し，両親以外に同一化の対象を求めるなどして自我理想や性的同一性を確立していくことが課題となる。これらを通して，流動性の高かった自我状態は強化固定され，自我の統合が行われるようになっていく。

2. 精神療法

1）治療構造

精神療法を行うにあたって治療者と患者との間で相互に取り決められる基本的な条件を治療構造といっている。治療構造には外的な構造と内的心理的な構造とがあり，外的治療構造には，面接室の広さ，治療者と患者の座る位置，個人精神療法か集団精神療法か，時間的に期限を設けるのかどうか，1回の面接時間，回数，料金などがあげられ，内的心理的な治療構造には，治療の目標，治療のやり方，治療者の秘密の遵守などがあげられる。治療者と患者の関係はこれらの治療構造によって規定されており，これらを媒体にして治療的な操作がなされるため，一度設定したものは安易に変更するべきではないことを，治療者は十分に認識しておかなければならない。

具体的な治療構造としては，本格的な精神分析療法においては，患者は寝椅子に横臥して自由連想を行い，治療者はその背後に座って治療をするという形式をとり，1回50分，毎日ないし週3回以上の面接を何年間かにわたって継続的に行われる。基本的には外来通院による1対1の個人精神療法である。それに対して精神分析的精神療法では，治療対象は神経症だけではなく，境界例，心身症，精神病領域の患者など，あらゆる病態や年代の患者を対象としているため，本格的な精神分析療法における治療技法や治療構造，治療方法に修正を加えて用いられている。たとえば対面法による面接を主体とし，治療回数も週1回ないし2回といったぐあいに，必要性や状況に応じて柔軟に決められる。治療場面は外来通院だけではなく，入院治療にも用いられる。また個人療法だけではなく，集団精神療法にも応用されている。治療期間は一般的に長期間にわたることが多いが，より短期間で行う精神療法として，Time-limited Psychotherapy 時間制限精神療法（Mann,J.），Focal Psychotherapy 焦点化精神療法（Balint,M.），Short-Term Anxiety-Provoking Psychotherapy 短期不安挑発精神療法（Sifneos,P.E.）などとしても発展している。対象の年代も成人だけではなく，児童にも応用され，遊戯療法を媒体として行う精神分析的な精神療法が発展している。それとともに併行父母面接を行うケースも増えている。

　なお心身症領域の患者に精神分析的精神療法を導入する場合，身体的治療も含めた管理的な側面を担う管理医と精神内界を扱う精神療法家とで，機能を分けて両者が協力して治療にあたる，いわゆるA-Tスプリットで行うのが望ましいという見方もある。精神療法では心的リアリティを扱えないと基本的な治療技法が効果的に利用できないという理由によるもので，身体的管理が必用になる心身症の患者の精神療法には，こうした視点からも十分検討したうえで治療構造を設定する必要がある。

2）診断面接

　精神分析的精神療法の開始に先立ち診断面接を行う。診断面接の目的は，精神療法への導入が適当な患者であるかどうかの判断を行い，さらに，適当であると判断した場合には，どのような治療技法や治療構造を用いるかを決めることにある。精神病を発症する可能性の高い人や境界例患者に対して狭義の精神

分析療法に近い洞察的な精神分析的精神療法を用いると，場合によっては潜伏性精神病を顕在化させたり，さまざまなパニック反応あるいは抑うつ反応や妄想反応などを引き起こす恐れがあるため，適用する技法の選択にあたっては診断面接を慎重に行っていかなければならないからである。

具体的には，面接で患者の生活歴・病歴について聞き，それらの情報から患者の行動に関する因果関係や動機について推測をし，過去から現在にわたって作用している患者の精神力動や適応様式について臨床上の仮説を立てていくのである。とりわけ心身症患者においては，生活歴との関係から病歴を詳しく聴くことを通して，治療者だけではなく患者自身も自分の疾病理解を深め，身体的な問題に影響を及ぼしている心理学的な要因への気づきを得て心身相関を理解する道へと歩む契機にもなり，その後の精神療法への導入という点からも意義深い過程であるといえる。

（1）診断面接の進め方

診断面接は対面法で行い，1回から数回で診断をして治療方針を立てていく。面接者は，患者とのラポールに心がけつつ，しかも退行を促進しないよう強い不安には介入して緩和するなど，治療的面接の場合よりも積極的な働きかけを行う。それと同時に患者が自由に表現できるように対応することも大切で，患者が自由に答えられるような質問形式，たとえば open ended question にするなどの工夫が必要である。診断面接では解釈は行わないということも治療面接とは異なる点である。

患者についての情報は，一般的には，次のような事項について聴取する。

　　主訴
　　現病歴
　　既往歴
　　　①内科・外科的疾患
　　　②精神科疾患
　　生活歴
　　家族歴
　　身体的現象
　　精神的現象

検査結果

　このうち生活歴，家族歴には，患者の現在の対人関係や防衛様式のパターンを知る鍵になるような情報が多く散りばめられている。そこで次に，後の精神分析的診断の際に役立つような情報を得るために，生活歴の中でも留意して聞いておくべき項目を，皆川[2]にならってあげておく。

生活歴：
　幼児期の最も古い思い出
　　　幼児期の最初の記憶
　　　幼児・児童期に繰り返し考えていた空想，くり返し見た夢
　　　遊びの内容
　就学後の各時期
　　　就学前
　　　はじめての登校日の状態
　　　学校選択の経緯
　　　学業成績
　思春期
　　　身体の変化に対する反応
　　　最初の異性との付き合い，最初の性的な経験
　職歴
　　　職業選択の経緯
　　　職場での適応状況
　結婚
　　　配偶者選択の経緯
　　　婚約に至るまでの，あるいは婚約期間中の交際のしかた
　　　結婚式の日の様子
　　　結婚後の性的な関係
　　　配偶者との関係
　出産に関して
　　　妊娠がわかったときの妻や夫の反応
　　　妊娠中の妻と夫の関わり方

子どもに対する気持ち
　　交友関係
　　　安定した関係の保持
　家族歴：
　　両親や同胞についての描写
　　両親や同胞など重要な人物と患者との関係
　　家族関係
　この他にも把握しておくべき有意義な情報は多々あるが，それらについて単に客観的な事実に関する情報を得るのではなく，個々のことがらについて本人や周囲の人々がどのように感じ対応したのかという体験に関する情報を得ることが大切で，治療者にはそれらを敏感に感じ取っていく感性が求められる。
　しかしながら，これらすべてについて情報を詳細に集めなければならないというわけではない。後に述べる精神分析的な定式化を行うために必要な事項を把握し，情報を組み立てながら聴いていくのである。心身症患者についていえば，身体的な疾患については精神科領域の患者よりも注意深く耳を傾けたほうがよいと考えられる。そして心身症の発症前後やその後の受診に至るまでの症状の経過を，患者の内的・外的状況との相互関係という視点から留意して聴いておくと心身相関が見えてきて，患者理解が深まり，役立つことが多い。また，患者自身はもちろん，家族が病気がちであったり重大な病気に罹患したことのある患者は，身体病についてのさまざまな不安や思いをもち，自分なりの防衛のしかたが身についていることがあるし，反対に，健康だった患者は，健康な体が自分を支える自信の源になっていたなどということが明らかになることもある。
　面接場面では，これらの言語的な情報の他に，患者の服装，表情，態度など，非言語的な側面にも注意を払い，把握しておくことが必要で，それによって患者をより多面的に的確に理解していくことができるようになる。

(2) 精神分析的診断

　診断面接によって得られた情報をもとに，精神分析的診断と定式化を行う。その目的は，治療方針を決定し，患者の精神力動を考えていくうえでの基本的な枠組みを構成していくことにある。診断に際しては，ロールシャッハ・テス

ト，TAT，SCTなど，投映法による心理検査も併せて施行することによって，精神力動や自我機能など，患者を理解するうえで有効な情報が得られることがある．

自我の評価

患者の精神現象や症状は自我のあり方が基礎になっているため，診断面接によって得られた情報をもとに，次のような側面から自我の評価を行う（前田）[3]．

①現実吟味力（reality testing）

　自己の感情や欲求，性格や環境をどのくらい客観的に認知したり，受けとめたりし得ているか．とくに自己をどのように評価しているか（自己像）．

②欲求阻止忍耐度（frustration tolerance）

　欲求不満や葛藤，不安や罪悪感，劣等感などをどこまで背負える強さをもっているか．

③自我防衛の適切さ（ego defense）

　防衛メカニズムは両刃の剣である．自我がどこまで現実に即した形で，建設的に柔軟に心の問題を処理することができるか．

④統合性と安定性（integration stability）

　自我が分裂もせず抑圧もせずに，安定を保つ能力．

⑤柔軟性（flexibility）

　状況に応じて，自我がどこまで主体的に，弾力的に，事態に対処し得るか．

⑥自我同一性（ego identity）

　社会的責任と役割を遂行しうる「自分」というものをどこまで主体的に確立しているか．

これらの評価によって，患者の精神発達の状態が明らかになってくる．

病態水準の診断

精神分析的精神療法はあらゆる病態の患者を対象とするが，最も適応となるのは神経症の患者である．より低い病態水準にある境界例や分裂病の患者には，治療技法や治療構造，治療方法を選択したり修正を加えなければならないため，精神療法の形態を考えるに先立って病態水準の診断をしておくことが必要にな

る。

　病態水準とは，精神分析的発達理論にもとづく患者の精神病理理解のための概念である。記述症状学的な理解だけでなく，自我機能あるいはパーソナリティ発達の水準も含めた診断で，現実検討，防衛機制，同一性の統合度などにより，神経症的，境界例，精神病的の3群に大別される。
①病態水準の分類
　それぞれの病態水準には次のような特徴がみられる。
　a. 神経症水準
　人格発達のうえでは自我境界が確立されていて，現実検討力があり，自我同一性も獲得されている。防衛機制は抑圧を中心に，知性化，合理化，反動形成，分離，置き換えなどが働いているが，これらの防衛機制が硬化した形で固定的，反復的に使われるために現実社会や対人関係で問題が生じると考えられる。しかし自己の症状や問題は自我違和的な苦痛や困難として体験され，観察自我を働かせることもできるため，洞察志向的な精神療法に最も適している。
　b. 境界例水準
　自我境界は確立していて現実検討力はあるが，自他の関係は部分的対象関係の水準に支配されていて，自己や対象についての良い面と悪い面との統合がされず分裂したままの状態にあり，人格そのものの障害とみなされる病態である。分裂，投影同一視，否認，原始的理想化，脱価値化，万能感といった原始的防衛機制が働いており，衝動の統制は弱く，対人関係は非常に不安定で持続した関係を保つことが困難で，同一性は拡散した状態にある。生活史のさまざま時期にわたって不適応行動がみられる。
　c. 精神病水準
　自己表象と対象表象が断片化していて調和した像に統合されておらず，自我境界は弱化ないし崩壊した状態にあり，現実検討力は不良である。原始的な防衛機制が働いていて，人格発達の最も低い水準にあり，社会生活全般に支障をきたすほどの人格機能の障害が認められる。しかし自我境界の弱化にはいろいろの程度があるため，ある程度の現実吟味力が保たれている患者であれば精神療法的な関与の可能性は残されている。

②心身症の病態水準

　心身症は心身相関が認められるさまざまな身体の病気であり，正常な人が一時に強いストレス下におかれたことによって一過性に反応として身体症状が発現したような水準のものから，精神病水準にあるものまで広範に認められる。身体的素質・体質も含めた生理的な側面と併せて個々に病態水準の診断を行う必要がある。

　精神分析的定式化

　診断面接で得られた情報から精神力動や適応様式についての臨床上の仮説を立て，パーソナリティー全体を説明するような定式化を行う。患者の症状と，その症状の形成に関わっている防衛，および防衛しなければならない無意識の葛藤がどのように絡み合っているかを理解していくのである。この無意識にある葛藤は，患者が現在どこの精神的発達の時期にあるのか，それは退行しているのかどうか，本来はどの時期まで発達を遂げていたのかといったことなどから推測することができ，防衛機制のパターンもみえてくる。

　次に，定式化の一例を提示する。

症例 1：A 夫人

　40 歳代前半の A 夫人が過呼吸発作と意欲低下，集中力困難を訴えて心療内科を受診した。過剰適応の傾向がみられる性格や家族関係が発症に関与しているのではないかと考えた初診医は，精神療法の適応を判断するために精神療法家に診断面接を依頼した。

　4 回の診断面接から発症の経過や生活歴，家族歴などについての情報を得た結果，次のようなことが明らかになった。A 夫人は，10 年ほど前から近所に住んでいる夫の母親と同居するようになったが，この義母は強引で自分の要求は通さないと気がすまないことで近所でも有名な人だった。その上，高齢になってからは依存性が高まって要求が多くなり，A 夫人は義母の世話で忙しくて受験期にある子どもの相談にのってやることもできないままに過ぎていくことに心を傷めていた。A 夫人は，仕事が忙しく不在がちの夫には頼ることもできず，持ち前の明るさと前向きの姿勢で，家庭に関わる事柄は一手に引き受けて乗り切ってきた。しかし 2 カ月ほど前に事故で左腕を骨折してしまい，思うように

体を動かせなくなってしまった。それでも義母からは以前と同様の世話を求められ，できないと責められた。A夫人は次第に気力がわかなくなり，集中して考えをまとめたり記憶することができなくなって，家事もこなせなくなってしまった。過呼吸の発作は8年余り前からときどき起こるようになっていたが，今回の事故以降頻度が増していた。面接場面で，A夫人は落ち着いた様子で治療者の要請に応え，姑への対応の難しさをエピソードを交えて語っていたが，批難めいたことは一切口にせず，早く以前のように世話ができるようになりたいと訴えていた。このように語りながらA夫人はときどき涙をふいているのだが，「なぜかわからないが涙が出てしまって」と，悲しそうな表情も見せずに淡々と述べた。

　（定式化）他人を批難することもなく，困難にもめげずに絶えず前向きの姿勢で対処していく方策は，A夫人にとっては，これまでの生活のなかで高い適応力を維持する源になってきたと思われる。しかし左腕の骨折をきっかけにA夫人の能力の限界を越えてしまい，破綻してしまった。内的には，身体的な能力の限界を超えてまで労働を要求してくる家族に対する怒りと，そうした感情をもつことに対する自責感が生じて葛藤化されたと推測されるが，これはまたA夫人の超自我が強すぎて自我の柔軟性が損なわれていることのあらわれとも考えられる。今回の発症により，A夫人は一切を背負ってきた家庭の仕事から退かなくてならなくなり，それによってA夫人がおかれている状況や家庭の問題に他の家族が意識を向けざるを得ない機会となっている。病態水準については，対象関係が安定し，発症までは適応が良好であることや，抑圧，否認，美化などの神経症的な防衛機制が主に働いていることなどから，神経症水準にあると診断した。

　定式化は患者の精神力動を考えていくための基本的な枠組みを示すためのものであり，そこには患者の精神現象や症状がどのような起源をもち，それが対人関係の場においてどのような機能を果たしているのかといったことなどが含まれた内容になっていなければならないのである。

(3) 精神分析的精神療法の適応となる患者

　精神分析的精神療法は，基本的には自我機能が阻害されていない神経症水準

の患者にもっとも有効であるが,技法的な工夫によって自我障害がある境界例,パーソナリティー障害,精神病圏,そして心身症の患者に対しても導入が可能である。

　ギャバード（Gabbard,G.O.）[4]は,表出的精神療法と支持的精神療法について取り上げ,この2つは伝統的にはまったく異なっていると考えられているが,「2つの異なった治療様式として見なすよりもむしろ,われわれは精神療法を支持的なものから表出的なものまでを含む連続体 expressive-supportive continuum として位置づけて考えるべきである」と述べている。連続体の最も表出的な側に位置する精神分析でさえ,支持的要素を含み,またその反対側に位置する最も支持的な精神療法は,おりにつけ洞察と理解を与える。すぐれた力動的治療者は,表出的-支持的連続体にそって端から端へと治療的に柔軟な対応をし,精神療法過程でその瞬間に,患者が必要とするものに応じるというのである。このことからすると,われわれは精神分析的精神療法を考えるにあたって,支持的精神療法も視野に入れて適用を検討するほうが,より広範な患者を対象とすることができ,治療過程においても患者の微妙な変化や状態に応じたより柔軟な対応ができるのではないかと思われる。

　表出的-支持的連続体という概念から精神療法の適用を考えると,より表出的な技法を適用する患者には,症状と行為の無意識的な意味とその起源を理解する能力が必要とされる。一方,不安を軽減して心の働きを助け,支えるような支持的な技法には,重篤な精神疾患にかかっているような自我が脆弱な患者に適用されるのであるが,それでも患者には治療関係を維持できるだけの対人関係における信頼をもつ能力が必要とされる。

　心身症への適用については,患者は身体症状を主訴として受診してくるため,心理的な側面も含めた総合的な治療をどの程度受け入れているか,つまり精神療法への動機づけがどの程度であるかということが他の精神疾患の患者よりもより一層考慮されなければならない。この点で,治療者には,精神分析的精神療法の導入にあたり,患者への細やかな配慮が必要とされる。ただし,心身症領域の患者でも,一過性の反応的な症状であったり,反対に身体症状が重篤で緊急な対症療法を要する患者については精神分析的精神療法の対象とすべきではない。

このようにさまざまな技法の工夫により広範な患者への適用が可能であるが，どのような病態水準にある患者であっても，治療者との関係を結ぶ能力があり，治療契約を守って，患者自身が直面している問題に向かい合って解決していこうとする意欲があるかどうかが適用にあたっての重要な要因となる。

〔**支持的精神療法**〕

支持的精神療法は，重大な危機的状況に遭遇しなければ日常生活が営めていたような本来は健全な自我をもっている人や，反対に重篤な精神疾患にかかっているような自我が脆弱な患者に適応とされている。前者は以前のような平常な精神的機能を回復させることを目標にしており，後者は自我が脆弱な重篤な病態の患者に対して，治療者が援助して，患者が自我を構築し，適切に現実を把握して行動できるような能力を身につけていくことを目指している。患者には治療関係を維持できるだけの対人関係における信頼をもつ能力が要求される。

支持的精神療法においても，洞察的な精神分析的精神療法と同様に，治療者は，患者の現在の症状や感情，行動などの起源を生育歴から推測し，防衛様式を理解したうえで，治療関係のなかで生じてくる転移と逆転移を注意深く取り扱いながら，患者の不安を軽減して心の働きを助け，陽性の依存的な転移を促進させながら現実への適応を援助することを中心にした介入を行っていく。洞察的な精神分析的精神療法と異なる点は，無意識的な内容に言及することになる解釈は積極的には行わないということである。

3）精神分析的精神療法

（1）精神分析的精神療法の目標

精神分析的精神療法は，基本的には無意識を意識化することによって症状を引き起こした葛藤を洞察し，それによって人格が成熟し強化され，再構成されることを基本的な目標にしている。そのため治療者は，治療者―患者関係を通して葛藤の性質，つまり幼児期に由来する不適応的な行動パターンを患者に気づかせ，それがその後の生活に及ぼしている影響を理解させることによって，効果的に環境に働きかけていけるようにさせることを目指す。

症状の改善については，精神分析的精神療法のなかでもより表出的な方法を

選択した場合には，それを直接的な目標にはせず，症状改善は洞察による人格の成熟や再構成による結果として位置づけられている。一方，より支持的な方法では，治療者は患者の不安を軽減して自我を構築し，現実を適切に把握して行動できることを目標に援助していくが，最終的には，患者自身がそのような能力を身につけるようになることを目指している。

　心身症の患者の治療目標についても，洞察によって葛藤を解決し人格を再構成することを目指すのか，あるいは防衛を強化して対処能力を高めることによって安定化ないしは発症以前の適応水準まで回復させ症状の消失を目指すのか，またはそれらのうちからいくつかの要素を取り入れて中間的なところに設定するのか，治療者は精神療法の契約時までに検討して決定しておかなければならない。心身症の患者はしばしば紋切り型で，思考や感情，感覚など，自分の内面を言語化する能力に乏しい者が多く，神経症ほどには自我が強くない場合があるため，診断面接の結果によっては支持的な要素を加味した精神療法を選択するなどの柔軟な対応も必要とされる。実際の臨床では，支持的な治療により，患者が自我の適応能力を回復して身体症状をコントロールできるようになることに目標を設定することが多いが，それだけでは不十分な場合には，より表出的な方法を選択して，症状の背景となっているパーソナリティの発達や修正，葛藤の解決を目標とすることになる。

(2) 治療技法

　治療者は中立性を保ちながらも，初期にはとくに，治療者との信頼関係をもとに患者が安心して心を開けるようラポールの形成に配慮することが大切である。そしてそのような治療関係を基盤にしながら治療者は直面化や明確化による介入や解釈の技法を用いて抵抗や転移の分析を行い，患者が無意識を意識化し，洞察を獲得していくよう援助することによって治療をすすめていく。

　精神療法の基本的な治療技法となる明確化，直面化，解釈とは，次のような意味を表している。

　明確化（clarification）：治療過程において患者が述べたことがらの中で曖昧なところを治療者が繰り返し言い替えたりまとめるなどして伝え，曖昧な点を曖昧なものとしてはっきりさせるとか，患者の中で問題意識としてより明らかになるように介入していくことである。

直面化（confrontation）：治療過程の中で治療者が明確化することによって，患者が曖昧にし断片化していたさまざまな問題が患者の意識の中に出てくるようになる。それにしたがって矛盾もはっきりと見えてくるようになる。そこで治療者が，患者が受け入れがたい，あるいは回避したり軽視していることがらを告げるなどして，その矛盾を患者が直視するのを援助するのが直面化である。これによってそれまで気づいていなかったいろいろな自分の問題点が，患者にはっきりとしてくる。

解釈（interpretation）：無意識にあった何らかのことがらを意識化させることである。感情や思考，行為あるいは症状などの意識化されていることがらに，その背後にある無意識的な意味を結びつけて患者に意識化させるために，治療者がさまざまな象徴や置き換え，比喩などを用いて意識と無意識を繋げるための説明をすることによってなされる。

精神分析的精神療法の基本的な治療技法は介入（直面化，明確化）と解釈であるが，支持的な技法においては無意識的な内容に言及することになる解釈は行わず，現実への適応を援助するような介入が中心になる。

(3) 精神分析的精神療法の過程

ここでは精神療法過程を導入，初期，中期，終結期の4つの段階に分けて説明する。しかし治療者は，ここに記述するような一般的な治療指針をもって対応しつつも，同時に，精神療法の経過中にみられる患者の状態やそのときの内的・外的状況，そして治療者自身についての微妙な変化をも敏感に捉えて，臨機応変に必要かつ適切な修正を加え，柔軟に対応していかなければならない。

A. 精神療法への導入（治療契約）

治療者は診断面接の結果をもとに治療方針を決定し，それに応じた治療構造を設定する。初回では，治療者は治療方針に基づいて，まず治療の目的や治療構造について患者と話し合い，治療契約を行う。ここで治療間隔，時間，料金などを決めるのである。面接を休まねばならない場合には，お互いにできるだけ早く伝えなくてはならないということも確認する。これらの治療契約は患者はもちろんのこと，治療者自身も守るべきことがらであり，治療が終結するまで安易に変更すべきではないことを自覚しておかなけらばならない。治療面接が開始されたのちに治療構造の変更が必要と感じるようになるのは，患者の抵

抗であったり，あるいは治療者側の逆転移などによることもあるので，変更する際にはそのような可能性はないかどうか十分に検討をしたうえで判断しなければならない。

B. 初期

ラポールの形成

治療初期はラポールをつけることが大きな目標となる。ラポールとは，治療者と患者との間で生まれる治療上好ましい信頼関係のことである。治療者はラポールの形成に配慮して，患者を知的に理解するとともに，中立的な立場から患者の話を共感的に傾聴して共鳴し合うことが大切で，それによって徐々に患者の側からラポールが形成されてくるのである。とくに心身症患者は身体的な症状で苦しんでいるため，治療者は患者の身体的な訴えに十分に耳を傾け，自分の病気についての患者自身の理解を聞くなどして，症状の背景にある不安や怒りなどの感情を理解し受けとめていくことがラポール形成の前提となる。このようにしてラポールが形成されてくると患者は安心して治療者に心を開くことができるようになり，治療への動機づけが強まって積極的に参加してくるようになる。精神療法の全過程を通じて，このような治療者―患者間の相互的な信頼関係が基盤となってはじめて治療者の介入が効果的に作用するようになるのである。

治療者の態度

患者の多くは精神分析的精神療法に馴染みが薄いので，治療者は，初期の段階では，患者に対して精神分析的精神療法のやりかたについて教育的な対応をする必要がある。たとえば，患者に面接場面ではできるだけ率直に自分の気持を表現することや，症状や不安の背後にある心理学的な問題を明らかにし理解していくことが治療上必要であることを伝える。患者は治療者との現在の関係のなかで最近の対人関係における葛藤に伴う感情を想起し，自分の過去の体験を象徴的に再体験することになるが，その感情的体験を再検討することによって，患者の過去の体験がその後の生活のなかでどのように繰り返し再体験されているかについて理解を深めるとともに，それは心理的な苦痛を伴うものであることも理解できるようになっていく。このような無意識過程を認識していくことによって新たにより好ましい問題解決の方法を見い出していくようになる

ことを患者が体験的に理解していけるように，治療者は教育的な配慮をもって導入していくことが必要である．身体症状に注意が集中している心身症患者には，治療者は患者の訴えを十分に傾聴し共感的に対応したうえで，その身体症状に影響している不安や葛藤，あるいは患者を取り巻く状況などにも意識を向けていくよう配慮していかなくてはならない．たとえば，身体症状の発症時，増悪時，改善時，それぞれの時期について，患者を取り巻く家庭や学校，職場などの環境がどのような状態にあったのか，そしてそのような状況のなかで患者はどのように感じたり考えたりしていたのか，といったことがらを治療者とともにたどり想起していってもらうのも1つである．そのようなことをしていくうちに，本人も気づかなかった心理的，社会的な背景が浮かび上がってくることがある．これはまた患者の意識を体の問題から心へと繋げ，精神療法へと導いていく過程ともなりうるのである．

　患者が精神分析的精神療法についてこのような理解ができるようになったら，次に，治療者は積極的な働きかけを徐々に減らしていき，何よりもまず傾聴に努めるようこころがけねばならない．患者が自分でも受け入れがたい悪い面を出しても治療者は自分を批難したり見下したりすることなくあるがままに受け入れてくれるという感覚をもち，安心して自分の心的世界を自由に表現できるように，また患者が自分の感情や思考を治療者との関係で再現できるようにするために，治療者は常に一貫した中立的な立場で臨まなくてはならない．一般的に，患者は初めのうちは精神療法を受けることに期待とともに不安も感じているものなので，受容的で暖かい雰囲気をつくり動機づけを強めておかなければならない．そうした雰囲気のなかで患者は退行し，より無意識的な感情や思考を体験することができるからである．また沈黙も起こりがちだが，治療者は自分の不安や恐れからむやみにことばをはさんで沈黙を壊したりせず，これもコミュニケーションの1つと捉えて，患者の無意識的な意味を理解したうえで適切な介入をしていかなければならない．

明確化・直面化

　明確化と直面化は精神療法過程を促進し，のちの解釈へと繋げていくものである．

　明確化とは，たとえば，「○○○について，もう少し説明していただけます

か。」あるいは「それはどんな気持ちだったのですか。」などといったように，患者が語ることがらのなかであいまいな点を質問し，明確にしていく治療技法である。そのようにして患者の話に傾聴しているうちに，治療者は患者の話のなかで矛盾したところがみえてくる。その矛盾を患者が直視するのを手助けするために，治療者は直面化という技法で介入していく。直面化は，患者も気づきはじめて前意識あたりに留まっている事柄を，治療者がそれまでの治療過程で理解したことをもとにしてより明確に焦点づけ，共感をもって伝えていくというかたちで行われる。タイミングのよい直面化は治療者によって共感されたという患者の感覚を高め，ラポールを一層深めていくように作用する。反対に，患者の気づきの程度よりも早すぎるなど，タイミングを誤った直面化はかえって有害となりラポールを妨げることにもなりかねない。そのため直面化による介入は，最も適切な時機を捉えて最小限にとどめるほうが望ましい。

ここで［症例1］で提示したA夫人の治療過程から，明確化と直面化の具体例を示す。

症例2：A夫人

A夫人は，近所でも有名なほど気の強い自己中心的な義母との同居を受け入れただけではなく，今回は，家事ができないほど心身の状態が悪化してしまったにもかかわらず，早く治して義母の世話をしてやりたいと語った。そこで治療者は，A夫人に次のように介入した。

①治療者：かなり大変なお義母さんのようですが，それでも同居しようと思われたのはどういうお気持ちからですか？

　A夫人：私は子どもの頃から年寄りが大好きでしたし，私も年寄りから可愛がられてきたので，なんとかなると思ったんです。

②治療者：お年寄りが好きなのですか。同居してみていかがでしたか？

　A夫人：大変でしたね。それまでにうちの義母のようなお年寄りには会ったことがありませんでしたから。自分がこうしたいと思ったら，相手がどうであれ，それが叶うまで言い続ける。やってもらって感謝するわけでもない。私の腕が動かないことなど，義母の頭にはちっともないんです。

③治療者：そんなに大変なお義母さんなのに，これからも世話をしてやりたいのですか？

A夫人：私は義母がいることに馴れてしまっていたので，以前，義母が義妹のところに1カ月ほど行っていたときには不安になりましたから。

④治療者：犠牲をはらってでもお義母さんの世話をするのは，それ以上にあなたが得なければならない大切なことがあるということですね。

　治療者と患者のやりとりのうち，①と②が明確化による介入で，それによってA夫人が義母との同居に同意した意図がより明確になってきている。A夫人は，義母と同居をしてみたことで，当初の見通しとは違い，やはり周囲の評価のとおりに大変な義母だと身にしみて感じたということだった。それにもかかわらず，A夫人は，けがをしたことで義母の世話をしなくてもよくなったことを喜ぶところか，反対に，早く直して義母の世話ができるようになりたいと訴えるところに矛盾がみられる。また，A夫人の自虐的な性格も読み取れる。そこで治療者は，③や④のように直面化によって介入してみたのである。このセッションでは，義母に対する不満を述べつつも，一方では，A夫人は義母に依存していること，義母の世話をすることで得られるものもあることが明らかになっている。そして，その後の面接過程でも繰り返しこのような介入をしていくうちに，A夫人には，自分が誰よりも一番よく姑を理解しており，自分ほどには他の誰も義母の気持ちを汲んで行き届いた世話はできないという自負をもっていること，そしてそれがA夫人自身を支えていたということが明らかになっていった。

転移，防衛，抵抗

　治療初期から，患者は治療者との間で転移，防衛，抵抗を体験する。治療過程において，患者は過去における重要な人物との対人関係を現在の治療者との関係に重ねあわせて再体験する。これが転移であり，精神療法における主要な作用の1つになっている。患者はここで過去における葛藤を伴う情緒的体験を治療者との間で繰り返すことになるが，しかしその体験は患者にとって苦痛で不快なことでもあるため，それらの不快な感情や思考を再体験するのを防ごうとする気持が無意識のうちに働いてくる。これが防衛機制であり，治療に対す

る抵抗としての意味も含まれている。この過程の中で，治療者は患者と共にこの患者の示す思考や感情のパターンについての理解をすすめるというかたちで防衛機制の分析を行う。

こうした作業を経て患者は柔軟な自我の働きを獲得していくための基礎を作っていくことになるが，これらは次の中期において本格的に取り扱われることになる。

C. 中期

精神療法の初期に引き続き，治療者は傾聴に努め，明確化や直面化を行っていくが，中期で重要なことは，精神分析的精神療法の治療機序である抵抗や転移をどう扱うかということにある。

転　移

治療者は，精神療法過程において，寡黙で受け身的な態度を保ちつつ，中立的な立場から解釈を行っていくが，こうした状況のもとに治療が進んでいくと患者は次第に退行していき，患者のなかから無意識的に生じてくる転移反応はより激しいものとなってくる。患者は過去の対人関係で体験した感情や観念が，いまここでの患者—治療者関係に置換えられ，繰り返し再現されてくる。

このような転移を治療的に生かしていくためには，治療者は患者に治療や治療者についてどのように考えたり感じたりしているかを尋ねるなどして，まずは患者の意識を転移によって生じている自分の思考や感情，行動に向けさせなければならない。それによって患者と治療者双方の意識が今生じている状況に向けられ，転移がより鮮明になってくることがあるからである。それを治療者は患者とともに詳細に見直し，検討していくことになるが，そうした転移を通して，患者は過去においてどのようなことを体験してきたのかということに気づき，それが治療者との関係でどのように繰り返されているのかを理解していくようになる。こうして治療過程が進展していくうちに，無意識にありながら患者を苦しめていた葛藤が患者に想起されてくるのである。

ここで転移の具体例を以下にあげてみる。

症例3：B夫人

　B夫人は，動悸，息苦しさを主訴に受診した50歳代後半の女性である。定年を迎えた夫をめぐる葛藤が症状に影響を与えているのではないかと考えた主治医は，B夫人を精神療法家（以下，治療者とする）に紹介した。B夫人は精神療法の契約に際しても，自らの責任で決定しようとせず，治療者の意見を尋ねて主治医や治療者の責任で決めさせようとする態度がみられた。治療者は，精神療法の契約は治療者の評価を考慮したうえで患者自身の意思で決めるように伝えたところ，B夫人は継続面接に同意した。しかしその後の面接では，B夫人は開口一番，「この面接のために家事全般を済ませてから家を出てくるのでとても大変でした」と述べるのが常となった。治療者は，自分が無理にB夫人にお願いしてきてもらっているような気がして，つい「すみません」といってしまいそうになる自分の気持ちに気づき，「いつも大変だとおっしゃいますが，来院日は家事を済ませるのにお忙しいようですね」と，まずは直面化して，B夫人に自分の言動に意識を向けさせた。B夫人は治療者のこの指摘を認めた。そこで治療者は，「あなたのことばを聞くと私に責任があるような気がしてきてしまいますが」と伝えると，B夫人は家で夫と会話をしていると，なにかにつけてすぐに自分に責任を転嫁されてしまうという話をしはじめた。B夫人は夫とのコミュニケーションのパターンが身についてしまい，常に相手から借りをつくらないようにという気持ちが無意識にはたらいてしまうということがわかってきた。

　この症例では，B夫人と夫との間で生じている「責任を取る―取らされる」，「借りをつくる―つくらされる」の関係が治療における治療者―患者関係においても繰り返されている，つまり転移が生じていることがわかる。治療者がそこでB夫人に転移に注意を向けさせたことで，夫との関係や日常におけるB夫人の行動パターンが明らかになっていったと考えられる。

　転移がさらに展開すると患者の情動はより一層激しいものとなり，治療者に限りない愛情欲求を向けたり，激しい性愛感情や攻撃性を向けてくることがある。

症例4：C嬢

　C嬢は，喘息発作により入院をした20歳代前半の女性である。治療過程で，精神療法を担当している30歳代前半の男性治療者への依存が高まり，面接時間以外にも会ってほしいと治療者に要求するようになった。治療者は，治療構造を守ることが治療上非常に大切であると患者に説明し，その要求を受け容れなかった。するとその後，患者は外出からの帰院時間を守らず面接時間に遅れてやってきた。治療者は，前回の面接で患者の要求を受け容れなかったことに対する患者の怒りや落胆が，この遅刻という行動に表われたのではないかと解釈したが，患者は治療者のことばを受け流してし真剣に立ち向かおうとはしなかった。そしてさらに不摂生な生活をして喘息を悪化させ，治療者に診にきてほしいと昼夜を問わず看護者に要求するようになっていった。この患者に関わる医療者全員が混乱に陥れられてしまったため，医療チームで検討会をもって意見を統一してあたっていくことになった。治療者は，一貫した治療態度を維持しながら，患者の治療者への感情は恋愛感情ではなく，幼少時から満たされなかった親子関係における依存欲求が治療関係のなかで表面化したものであると繰り返し患者に伝えるとともに，患者の怒りや悲しみ頼りなさなどの感情を言語化し，その感情を受けとめていった。

　病態水準の低い患者ほど自己統制が弱まり衝動が激しくなりやすい。治療者はややもするとこの情緒的な渦に巻き込まれて激しく感情を揺れ動かされ，ときには誤った理解や介入をして治療が混乱したり失敗することもある。これを回避し，転移を効果的に利用して治療に好結果をもたらすためには，治療者はそのような抵抗ともなりうる転移の概念を理解しておくとともに，転移は治療的介入を行っていくうえで必要とされる現象なのだという確信をもっている必要がある。そして治療構造を守る一貫した態度と，患者の行動の奥に流れている感情を理解し受けとめていくような共感的な態度で接していかなければならない。スーパーヴァイザーの助言を受けることも，客観的な視点から精神療法過程を見直すという点で非常に役に立つ。あるいは入院患者の場合には，症例検討会をもつことも考慮すべき重要な観点の1つである。医療スタッフ間で情報を交換して互いの理解と連携を深め，一貫した態度で治療にあたっていくた

めに有効である。

逆転移

患者に対する治療者の情動反応を逆転移といっている。治療者の無意識内にある未解決の葛藤から生じる逆転移は治療者の判断を曇らせ，患者を理解するうえで支障にもなると考えられてきた。しかしその後は，逆に患者の激しい転移によって治療者のなかに呼び起こされた情動的反応を観察することによって，さらに深く患者を理解することができ，患者の中核的な葛藤に気づく手段にもなりうると理解されるようになってきた。

逆転移を治療的に役立てるために重要なことは，まず治療者自身が自分の情動的反応をじっくり観察することである。つまり治療者は患者によって誘発された感情に気づき，それを個人的な問題として受けとめるのではなく，誘発された自分の感情を抱えながら患者の内的体験を知るための手段として分析していくのである。このようにして治療者が逆転移を利用することによって，患者の置かれている情動の状態に共感できるようになり，患者にも有用な介入として受け取られるような適切な解釈を行うことができるようになるのである。そのためにも治療者は自分自身の生活史上の問題に留意しておく必要がある。

抵抗，解釈

精神療法の過程で，患者が遅刻をしたり，話を途中で中断するとか，同じような話を繰り返すなど，精神療法の進行を妨げる行為がみられることがある。治療者の介入による援助を得て患者は受け入れがたい過去の衝動や感情，思考を再体験していくことになるが，この現象は患者がそうした過去の苦痛や不安を再体験しないですむように無意識的な抵抗が生じたことの現れである。治療者が顕在性の抵抗に出会ったときには，そのような状況に至る前に患者は何を話し，治療者はどのように対応していたかということに思いをめぐらすことによって，患者が抵抗を起こすまでの不安について理解する手がかりが得られることがある。［症例5］は，患者が面接を休みたいと要求する形で抵抗を示した例である。

症例5：B夫人

［症例3］の面接過程で，ある日，B夫人は「面接を1カ月ほど休みにして

ほしい」と要求してきた。これは治療に対する抵抗であると感じた治療者は，その理由を尋ねると，B夫人は「家事が山ほどたまっているので，それを片付けるためには，面接を休んでやるしか他に時間をつくるあてがない」と応えた。治療者が，そのためにあえて面接を休んで家事にあてることの不自然さを指摘すると，B夫人は，「私がここで夫の悪口ばかりいっているようで。夫が聞いたら怒るだろうと思います」と，罪悪感を示すとともに，「家庭内の問題をいくら話しても現実の生活はなにも変わらないので，辛いだけ」と，家庭的な問題をめぐる苦悩と治療への不信感を述べ立てた。普段は強く感情を抑制しているかのように固い表情で淡々と語るこの患者にしては，かなり感情が動かされているように顔を赤らめて語った。

　この例では，B夫人は夫への不満をもちながらも，それに対する罪責感が強まって，抵抗が生じたと考えられる。
　また，このような顕在化した抵抗とは違った潜在性の抵抗もある。治療に従順で積極的なようでありながら一向に進展していかない場合などにはそれが起きている可能性がある。
　個人の性格自体が防衛として働いて分析状況に抵抗してくる性格抵抗もある。すでに紹介したA夫人の治療をさらに展開させていくには，彼女の性格抵抗に介入していかなければならなかった。

症例6：A夫人
　A夫人は，義母がいかに自己中心的で，相手の都合も考えず，感謝の気持ちもない人であるかということを語ってはいたものの，決して恨みや憎しみの感情を表現することはなかった。治療者は不自然な感じがして介入をしても，A夫人は義母への否定的な感情を認めるどころか，対象が誰であれ，そのような感情をもつこと自体が受け入れられないという反応であった。治療者は，患者の超自我が強いために罪責感を感じて怒りの感情を認知したり表出することができないのであろうと考えていた。その後さらに精神療法が進んでいくと，夫が家庭内における夫として父親としての役割を回避し，家族の問題について相談しても耳をかそうとはしなかったという実態が，治療者には見えてきた。A

夫人は，それまでは，夫とは気が合って，夫婦関係は良好だといっていたのである。そこで治療者は，A夫人が辛かったのは義母との関係よりも夫との関係だったのではないかと伝えると，A夫人は初めは意外な表情をしたが，次第に治療者のことばを受け入れるようになっていった。夫は仕事に没頭していたため，義母の世話も子どもの養育も含めて家事一切を自分一人で抱えてやっていたが，自力では解決のつかない家庭内の問題を夫に相談をしても理解が得られず，辛く無力感に襲われていた，と回想しながら，これまでとは違う感情のこもった涙を流した。発症するまで仕事に追われて考える暇もなく過ごしてきたが，確かにかつては離婚を決意したことも何回かあった。しかしそれさえも家庭の状況で押し流され，実行に移す機会をも逃してきてしまったのだと語った。

　この症例は抑圧や否認の防衛機制が優勢で，否定的な感情を意識化しにくいこともあり，すぐにはより本質的な葛藤を見極めることができなかった。義母との関係は，より表層的な意識レヴェルの問題であるためにすぐに話題にのぼってきたのだが，治療者がそれだけで納得していたら，より深層にあるA夫人の夫への感情的問題が取り上げられないまま終了してしまっていたかもしれない。治療者が，患者の性格抵抗を読み取って介入したことで，より本質的な葛藤にふれることができたと考えられる。

　この例にみられるように，抵抗は治療の妨げになることもあるが，患者についての重要な情報源ともなりうるということを，治療者は認識しておくべきである。また，ときには性格による防衛が患者の適応力として長い間機能してきたという側面もあるため，治療者はむやみに直面化していくのではなく，患者の内的，外的状況をみながらゆっくりと解釈していかなければならない。
　これらの抵抗の他に，患者が治療者に強い感情を抱いたときに生ずる転移性の抵抗がある。たとえば，治療が展開していくことによって患者が忘れてしまっていた葛藤的なことがらが転移関係のなかで再現されるようになると，患者はしばしばそこに含まれている感情や思考を否認したり，治療から逃げようとするといったようなことである。症例4のC嬢が治療構造を破る行動に出たことも，転移性抵抗のあらわれと考えられる。転移性の抵抗は治療を危機的にす

ることもあるが，適切な介入によって患者の葛藤を理解し改善する機会にもなりうるもので，治療上とりわけ重要な意味をもっている。

　抵抗の解釈にあたっては，治療者は，まず抵抗を具体的に指摘して患者の注意を喚起することから始め，その次に，何に抵抗し，なぜ抵抗しているのかといったことなど，抵抗の内容を解釈するという順序で進めていく。心身症患者の場合には，身体症状を訴えながらも，症状による一次的，二次的な疾病利得による抵抗が治療の展開を妨げることがある。治療者は，それらの疾病利得にしがみつかざるをえない患者の不安は何なのかということを理解するように努め，そしてその疾病利得はその患者の自我の強さや適応状態からみて当面は必要とされるものなもかどうかを評価しつつ，患者が洞察を得るのに適当な時機をみて介入していくほうが，患者にとっても無理なく治療の流れに即していけるように思われる。

　抵抗を取り扱う際には，まずその防衛が患者を支える長所となってきたことを認めるなどして防衛を尊重し，患者の合理的な側面であると強調していくほうが解釈を受け入れられやすい。このようにして治療者が患者の葛藤の理解に努め，抵抗の解釈を行っていくことによって，患者は受け入れがたい過去の衝動や感情，思考を徐々に再体験することができるようになっていくのである。

　ところで小此木（1991）は，心身症と情動との関係に注目し，心身症の発生と経過には不安，抑うつに並んで怒りを中心とした攻撃性が大きな影響を及ぼしていると考え，患者が怒りや攻撃性を情緒的に改めて体験し直し，言語化し，洞察するのを援助することが心身症治療の大きな課題であると述べている。このようなことからすると，心身症の精神療法においては，攻撃性をはじめとしたこれらの情緒を，患者が治療者との関係を通して改めて体験し直すことが不可欠であり，それを阻害する抵抗に対して解釈し，必要な介入を随時行っていくことが治療者の役割であると考えられる。

　徹底操作

　治療過程において患者は，自分自身が過去における重要な人物との間で体験したことがらを治療者との間で転移を通して再体験することになる。そこで治療者は，転移を覆い隠している患者の防衛に気づき，そのときの患者の感情を意識化するために機をみて適確な介入をしていく。しかし一度意識化されれば

それで解消して終わるのではなく、過去と現在が繋がり合い、少しずつ変化しながら転移のテーマが繰り返し現れてくる。ここでの治療者の役割は、これらのテーマをくり返し扱って意識化することによって、患者が過去から続いている欲求を認識、理解し、克服していくのを援助することにある。それらがどのようにして発生し、何のために存在しているのかがはっきりしてくると、もはやそれらの欲求が存在する必要がなくなってくるからである。この過程が「徹底操作」である。こうしたくり返しの作業を経ることによって、患者が治療を終結した後でも、心理的な問題に直面した際に、内省し、患者が自ら困難を克服するための自己探索ができるようになることを目指しているのである。

D. 終結期

徹底操作が繰り返されるうちに患者の自己洞察が深まり、心的葛藤が軽減して症状も軽快し、患者は問題解決のために自ら内省して自己理解を深めるという方法を身につけていく。パーソナリティの成熟や対人関係の改善などもみられ、自分のおかれている現実の状況をよく見て、社会生活における目標を明確にもちながら現実適応へ歩みだそうとする態度がみられるようになってくる。その頃になると、患者あるいは治療者は治療が終結に近づいていることを自覚しはじめるようになり、治療場面で治療の終結についての話し合いをすることになる。終結の日はお互いの合意のもとに決められるが、一般的には数カ月先に設定することが多い。

終結日までの間に、患者は治療者とともに治療過程を見直しながら、かつての自分の葛藤や身についていた防衛様式について改めて見直していくという作業を行っていく。その過程で患者は治療者がそれまで果たしていた機能を獲得し、治療終結後も新たな環境のもとでも自己の防衛様式を見い出し自らの力で問題を乗り越えていくことができるようになっていく。

この時期の課題として、治療過程で生じた転移・逆転移関係を適切に処理していくことが重要になる。患者は、治療者と別れることに対する不安から心身の反応をおこし、一時的に状態が悪化したり、治療過程でみられた患者の転移のパターンが再び繰り返されることもある。この問題は患者が転移を起こしている重要な過去の対象が誰なのかを明らかにしていくといったことなど、分離・独立に関わる問題を十分にとりあげていくことによって克服される。また

終結は患者だけではなく治療者にとっても喪失を体験することになるため、治療者自身も、自分のなかに湧き起こる感情や思考をじっくりと見据え、徹底操作していくことによって逆転移を克服していくことが課題になる。

次の症例は、治療者自身の不安が患者に投影されてしまい、終結の時期についての治療者の判断を歪めてしまった例である。

症例7

　入局して間もない治療者が、20歳代の摂食障害患者の精神療法を担当することになった。治療者は初めは精神療法に苦闘していたが、治療が進展するにしたがって患者と母親との間の葛藤が明らかになり、3年にわたる精神療法の過程でその問題はほぼ解決され、就職をしてボーイフレンドとも付き合えるようになっていた。治療者は精神療法の終結の日も間近いと感じてはいたが、果たして終結した後も、患者はほんとうに一人でうまくやっていけるのだろうかという心配が頭をかすめ、面接場面で終結の話をなかなか取り上げられずにいた。丁度その頃、治療者自身も、数カ月後には大学での研修を終えて、遠方の病院で勤務せざるをえない状況におかれていて、馴れ親しんだ職場や生活環境から離れて新天地でひとりでやっていけるだろうかと不安になっていた。

　治療者は、患者の治療を他の治療者に託していくべきかどうか迷っていた。そこでスーパーヴァイザーに助言を求めたところ、次のようなことに気づかされた。治療者は、以前から患者が直面している親からの自立の問題によって自分の中で抱えていた親子関係における依存と自立の問題が刺激され、患者の思いを自分に重ね合わせて感じていることがあったが、この終結をめぐる別れの課題に直面したときも、治療者は自分が依存していた環境から離れることでの不安を患者に投影し、あたかも患者自身が心細くてやっていけないかのように心配をして過剰に反応していたことに気づいたのである。その後の面接で、治療者は終結について患者と話し合うことができるようになり、2カ月後を目途に面接を終結することになった。

　この例でみられるように、患者も治療者も共に別れをめぐる問題を解決していないと、適切な終結の時期を認識できなかったり、終結をむやみに遅らせるなどの支障が生じることがあるということを認識しておかなければならない。

4) おわりに

一口に精神分析的精神療法といっても，実際の臨床においては，技法にはそれぞれの治療者によって微妙な違いがみられる．ここではごく一般的な理論について記述したが，患者に余計な傷を負わさず，より効果的な精神療法を進めるためには，患者の訴えに耳を傾け，彼らの気持ちを受け止めようとする治療者の真摯な態度がなければ，それらの知識，技術はなんら役に立たないということを，われわれは心得ておかなければならない．

<引用文献>

1) Freud, S.： Neue Folge der Worlesungen zur Einführung in die Psychoanalyse, 1932.（古澤平作訳：続精神分析入門．フロイド選集・3, p118, 日本教文社, 1970.）
2) 皆川邦直：精神分析的面接 その二 発達診断．小此木啓吾, 岩崎徹也, 橋本雅雄, 皆川邦直編, 精神分析セミナーⅠ, p133, 岩崎学術出版社, 東京．1981.
3) 前田重治：心理臨床．精神科臨床と心理臨床家．p107-108, 星和書店, 東京, 1981.
4) Gabbard,G.O.： Dynamic Psychiatry in Clinical Practice ： The DSM-Ⅳ Edition. American Psychiatric Press, Inc. Washington,D.C., 1994.（権成鉉訳：力動精神医学 その臨床実践［DSM-Ⅳ版］①理論編, p92, 岩崎学術出版, 東京, 1998.）

<参考文献>

1) 皆川邦直：精神分析的面接 その三, 診断面接．小此木啓吾, 岩崎徹也, 橋本雅雄, 皆川邦直編, 精神分析セミナーⅠ, 岩崎学術出版社, 東京．1981
2) 小此木啓吾：精神療法の構造と過程 その一．小此木啓吾, 岩崎徹也, 橋本雅雄, 皆川邦直編, 精神分析セミナーⅠ, 岩崎学術出版社, 東京．1981.
3) 小此木啓吾：精神療法の構造と過程 その二．小此木啓吾, 岩崎徹也, 橋本雅雄, 皆川邦直編, 精神分析セミナーⅠ, 岩崎学術出版社, 東京．1981.
4) 小此木啓吾：精神分析．島薗安雄, 保崎秀夫, 徳田良仁, 風祭元編, 図説臨床精神医学講座—第2巻 精神科治療学, メジカルビュー社, 東京．1988.

5) 小此木啓吾：心身症治療における精神力動的観点．小此木啓吾，末松弘行編，今日の心身症治療，金剛出版，東京，1991．
6) Ursano,R.J., Sonnenberg,S.M. and Lazar,S.G.：Concise Guide to Psychodynamic Psychotherapy. American Psychiatric Press, Inc. Washington, DC and Lndon, England, 1991.（鑪幹八郎鑑訳：力動的精神療法入門，創元社，大阪，1999．）
7) Wallace Ⅳ, E. R. ：Dynamic Psychiatry in Theory and Practice. Lea and Febiger, Philadelphia, 1983.（馬場謙一監訳：力動精神医学の理論と実際，医学書院，東京，1996．）

（佐々好子）

第4章　ロジャーズのクライエント中心療法

　今日，私たちがカウンセリング，あるいは心理療法を学ぼうとする時には「クライエント中心療法」に必ず出会うであろう。その語感から，漠然とクライエント（患者）のことを中心に考える心理療法と一応は納得することが出来るかもしれないが，本来の意味については案外知られていないように思われる。これはアメリカの臨床心理学者カール・ロジャーズ（1902—1987）によって提唱された心理療法を示す言葉であるが，「クライエント中心」が何を示し，どのような理論や背景のもとで成立したのか，あるいは他の心理療法との関連ではどのように位置付けられるのか，さらに心療内科領域において「クライエント中心療法」を役立てることが可能なのか。以上について本章では簡単に述べたいと考えている。

　ところで，わが国にロジャーズの心理療法が紹介されてからかなりの月日が経った。初期に紹介されたロジャーズの心理療法は「非指示的療法」と呼ばれたが，この名前のためか，ともすれば技術面中心の浅い理解がされる傾向があった。その後も多くの人に誤解されたまま現在に至るまでその技術面だけが盲信されてきたという点も指摘されている。しかし，それとは対象的にロジャーズ本人は一つの考え方にとどまることをせず，生涯にわたって発展しつづけた人であったことが知られる。つまり彼自身はその科学論において，発見されたことを盲信しないこと，ドグマに陥らないことを常に自戒していたといわれる。そこでまずはロジャーズの理論のもつ本質的な意味をよく汲み取りたいと思う。また，治療者として心療内科領域でこの理論を有効に用いるためのヒントを探していきたい。

1. クライエント中心療法の背景にある
　　　　　　ロジャーズの立場

　クライエント中心療法（client-centered therapy）は，先にも述べたようにカール R. ロジャーズによって提唱された心理療法を指す言葉である。この心理療法でロジャーズは，自らの臨床体験を基盤に，当時心理療法として中心的な存在であった精神分析学，行動主義的心理学，あるいはガイダンス的な要素の強い相談などに対し，みずからの臨床体験をもとにこれらに反論する立場からこの心理療法を提唱した。このため，はじめはそれまでの「指示的」な方法とは異なる姿勢を持つものであることを強調する立場のために彼の心理療法は「非指示的」療法と呼ばれた。

　このような背景によって彼の主張は，精神分析学の流れ（第1の流れ），行動主義的な心理学の流れ（第2の流れ）に対して第3勢力（つまり心理療法の第3の流れという意味）のひとつとして受け止められるが，別名ヒューマニスティック・セラピーとも呼ばれている。これを構成しているのは，1930年代，40年代から起こった実存分析，現存在分析，実存的・体験過程療法（ビンスワンガー，ボス，フランクル，メイ，レインなど），1940年代から発展したクライエント中心療法（ロジャーズ），1950年代から発展したゲシュタルトセラピー（パールズ），1960年代から発展したエンカウンター・グループなどの各技法であるが，各々の心理療法は独立したものである。そしてどの立場も，それまで主流であった伝統的な精神分析の考え方や心理療法の考え方を批判する形で発展したという点や，人間性の回復や自己実現を援助しようとすることを目標として発展しているという点で共通点をもっている。

2. クライエント中心療法の成り立ち

　当時のアメリカにおいては精神分析が強い影響力を持っており，ロジャーズもその風潮の中ではじめは精神分析学を学び，それに基づく治療的な面接を行

っていた。しかし,彼がニューヨーク州ロチェスターの児童愛護協会児童研究部に勤務していた際に遭遇した自身の臨床上の体験によって独自の確信を生み出したとされている。たとえば具体的には,実際に精神分析的な解釈によって行い,一見成功したように見えた心理治療の効果が継続的でなかったことの体験などがそれに当たるが,なかでも彼の転機となったものとして知られている有名なエピソードに以下のようなものがある。

　彼は,乱暴な息子を持つ母親の面接を行ってきた。この結果,その母親は息子を拒否していることが伺われたため,彼はそのことを彼女に洞察させようと努力したが,いくら努力してもそのことを母親に洞察させることは出来なかった。この試みは最後までうまくいかず,とうとう両者は面接を中止することに合意した。ところがいよいよ母親が最後に面接室を退出する時になって,彼女は「先生,ここではおとなのカウンセリングはおやりになりませんか?」とたずねた。彼がやっていると答えて,そこから改めて母親との面接が始まった。ここで母親は初めて自分の結婚生活,夫との関係などについて語るようになった。そしてこの母親自身を対象とする面接の行われた結果,子どもの問題も解決したという。

　この体験を通じ,彼は「何がその人を傷つけているのか,どの方向に行くべきか,何が重大な問題なのか,どんな経験が深く秘められているかを知っているのはクライエント自身である」(1961)[1]と述べている。つまり,クライエントの述べることをよく傾聴し,クライエントがどのように感じ,どのように生きつつあるのかに真剣にかかわることでクライエントは,カウンセラーに直接的な助言を与えられることがなくても,自らの力で自らの問題を解決していく事が出来るのだという確信をもったのである。

　彼は,カウンセリングの目標を「ある特定の問題を解決することではなく,個人の成長を援助すること」であるとしている。この考え方は,たとえば,医療においては,治療の目標は,病気という形でそこに現れている「問題」を解決することである。これに対して,カウンセリングは目の前の「問題」を解決することよりも,その個人の本来持っている成長を援助することを目標とするものといえる。ここに,前者を一般に「医療モデル」と呼んでいるが,クライエント中心療法においては,この「医療モデル」とは異なった目標設定を試み

ている点でロジャーズの独自性が伺われる。そしてこの考え方はクライエント自身が自らの力でその内的可能性を展開することへの信頼を含んでいる。このような相手の潜在的可能性への信頼，健康な成長力が発動することへの信頼がカウンセラーの中に揺るがずに存在するとき，「医療モデル」における，病気を治す側と，治される側という一方的な関係とは異なった人間関係が成立する[2]。このようなモデルは，「成長モデル」もしくは「成熟モデル（自己実現モデル）」[3]と呼ばれる。

3. パーソナリティの理論

ロジャーズは人間に対して理論としてはどのように考えているのか。その中心的な考え方について述べる。

＊実現傾向（actualizinng tendency）

ロジャーズは人間を動かす基本動機は「実現傾向」であると考えている。実現傾向とは，有機体（人間）が有機体そのものを維持し，強化しようとする方向に全能力を発展させようとする方向性のことを指している。彼が「人は基本的にポジティブな方向へ，建設的な自己表現の方向へ進んで行く存在である。」（1961）と述べているように，私たちは本来，自分を生き生きと生きていようとする方向性をもっていると考えられる。

＊ありのままの自分になること

このように，有機体としての人間が適切な条件のもとでは健康な成長へと向かう傾向をもっているとすると，この健康な成長へと向かうための適切な条件とは何であろうか。人間は乳幼児期以来，重要な大人（両親など）から与えられる選択的な評価のもとで育つ。そして，重要な大人から肯定的に評価されたいという気持をずっと持ちながら，それに合わせて自己概念を形成していく。こうしていったん自己概念が形成されると，自己概念に一致しない経験は，歪曲されたり，否認されたりして，本来のあるがままの経験としては意識されな

くなる。こうして自己概念と経験との間に不一致が生じる。このような状態におかれると，人は本来自分に備わっている内的な力をうまく発揮できなくなるが，この状態はロジャーズによれば，本当の自分（真の自己）を見失ってしまった状態である。

「自分はこうである」と意識できる部分，つまり「自己概念」に一致している経験は受け入れやすい。一般的にこのように自己概念に一致しているのは，周囲の人（特に両親の価値観など）に受け入れられていること，社会的によいとされていることが多くなるであろう。反対に自分の体験していることが，社会的に評価されにくいなど「自己概念」に一致していない場合にはこれを受け入れることは非常に難しくなる。そこで，自己概念に合わせるために，実際の自分の体験を歪曲したり，否定しなくてはいけなくなるのである。この場合，自己の内的世界は不安に満たされる可能性が高い。たとえば，ありのままの自分では受け入れられないのではないだろうか，と感じるとき，人は本来の自分とは異なった自分でなくてはならないと思い込むようになる。ありのままの自分は他者に嫌われると思い込み，常に不安感に満たされるのである。

ロジャーズは「こうでなくてはならない自分」や「こうであるべき自分」ではなく，ありのままの自分になることができるときに，自己実現の傾向が十分に発揮できるとの述べている。これは，自分という存在には，弱いところや，不完全なところがたくさんあることも本当に受けいれることのできる状態である。このときに始めて成長に向けての力が現れ，その人自身の変化が可能になるのである。また，このように自分がありのままの状態になったとき，対人関係でも無理をしない，偽りのない姿で人と接することができるようになって，生き生きとした人間関係がもてるようになる。

＊自己構造（self − structure）と経験（experience）

以上の状態について示したのが図2である。これまでの説明のように，全体的パーソナリティは，自己構造と経験からできているが，これらは二つの円と，この二つの円が合わさった領域とによって表すことができる。

第Ⅰ領域「自己構造」と「経験」が重なっている領域：
　この部分では，自己（self − in − relationship）の概念は，感覚的・内臓的

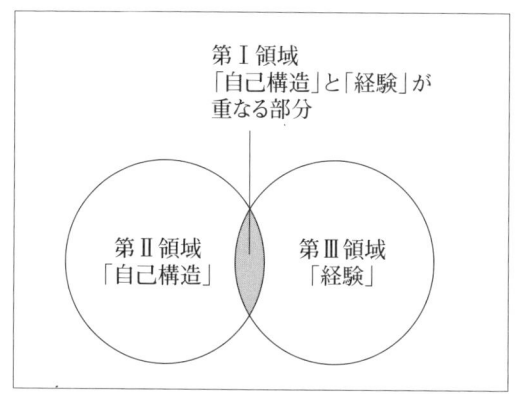

図2 「自己構造」と「経験」の重なりの少ない状態

経験によって供給されるものと調和・一致している。つまり、自己の概念として意識化されていることが、たしかに経験されているという実感とともに感じられる状態である。この領域が大きくなるほど、その人は本来の自分自身を十分に発揮できるようになる。

第Ⅱ領域「自己構造（self－structure）」または「自己概念（concept of self）」（自己構造の領域）：

この領域は、自分についての特性や関係についての知覚で、意識化することが可能なものである。経験が、象徴化されあるいは意識化される際に歪曲され、その個人自身の経験の一部として知覚された状態を表すものである。

第Ⅲ領域「経験（experience）」（経験の領域）：

この領域は、感覚的・内臓的経験が直接に受け取られている場を示している。個人が全ての感覚を通じて経験するものを示している。ここは、いつも流動し、変化している場である。実際には経験していても、「自己構造（自分の意識している自分の概念）」と矛盾対立するため、意識化することが否認されているような感覚的・内臓的経験はここにある。

4. セラピストの役割

　クライエント中心療法においてセラピストに求められる役割は，クライエントのもつ自己実現の傾向が十分に発揮できるように援助していくことである。つまりこれは図3のようになるように，クライエントの「自己概念」と，「経験」とが出来るだけ一致出来るように援助していくことである。クライエントがありのままの自分に気づき，それを受け入れて，より統合された自分の中で，再度問題を解決しようと決心するプロセス，つまり，自己洞察の結果，自己受容がなされ，自己決定が出来るようになることを援助していくのが，セラピストの役割である。

　この過程が進むためには，クライエントが自分の経験を受け止められるようになるということだけではなく，それに沿うセラピスト自身も，ありのままの自分を受け入れようとする存在であることが必要になるだろう。また，この過程では，クライエントの持っているさまざまな感じを共感的に受け止めることも当然必要になる。

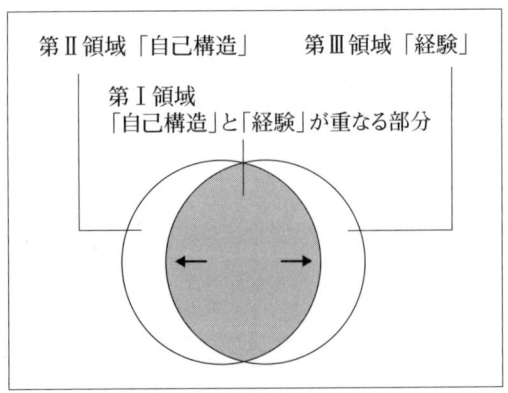

図3　「自己構造」と「経験」の重なりが大きくなった場合

5. 治療者に必要な3つの条件

　クライエント中心療法は他の心理療法と比較して治療者の態度についての言及が多いことでも知られるが，ロジャーズ自身は，治療者に対してどのような条件が必要と考えていたのか。カウンセリングが深まり，クライエントに変化が生じるためには，カウンセラーの態度がクライエントにいかに認知されているかに負うところが大きい。これについてロジャーズは，心理療法の成功を決めるのはその技術や訓練ではなく，「クライエントに伝えられ，クライエントに知覚された，セラピストの中にある態度の存在であると私は信じている。」(1966) と述べ，心理療法の成功にはセラピストの態度が非常に重要であることを強調している。

　そしてセラピストが，クライエントとの間で次の3つの条件をそなえることが出来，クライエントがある程度，その条件を知覚することが出来るのであれば，治療的な動きが起こってくると述べている。これらの条件とは，セラピストの「自己一致（congruence）」または「純粋性（genuiness）」，「無条件の肯定的な配慮（unconditional positive regard）」，「敏感で共感的な理解（sensitively accurate empathic understanding）」の3つである。

　第1の条件つまり「セラピストの自己一致」，または「純粋性」は，セラピスト自身の自己概念が経験といかに一致しているかということと関連する。自己一致というのは，表面をとりつくろったり，仮面をかぶったりしない，あるがままの自分自身でいることを示している。これはたとえば，セラピストがクライエントに対して「一緒にいるのがいやだ」といった治療者として感じてはいけないように思われる経験に対しても，一方で「自分はセラピストとしてこのクライエントの役に立ちたい」と思っている気持と同時に経験することの出来る状態である。

　第2の条件の「無条件の肯定的配慮」では無条件というところが重要である。われわれの日常生活においては，「～であるならば私はあなたを認めよう」のような条件付きで相手を肯定することが非常に多い。しかしこの「無条件の」というのは，相手の行動や考え方がセラピスト個人の価値観と異なると

きや，クライエントが感じているネガティブな感情，自己一致していないやり方も含めてセラピストが肯定的に受け入れていくということを示している。セラピストが自分の好む枠組みの中にクライエントを従わせてその価値観を押し付けるのではなく，あくまでも相手の持っている感情を大切にするということである。

　第3の条件は，相手を「共感的に理解」すること，相手の気持ちになることである。他の条件に比べると，この条件は受け入れやすいものと思われるが，これもセラピストにとって「あたかも……であるように感じられる」ことが大切であると述べられている。つまり，相手の主観的な世界に接近しすぎると相手の感情に巻き込まれてしまうことになる。共感とは，クライエントの感情をあたかも自分のもののように感じる一方で，問題に巻き込まれないで存在しつづける客観性も求められているのである。

　以上の条件を理解し，これらを完全に実現するのは不可能といっても言いすぎでない。セラピストが否定的な感情を持つことに気づかなかったり無条件の肯定的な配慮が十分出来ないことは当然おこってくると思われる。しかしここで，こうしたみずからの至らなさを自罰的に反省してみたところで治療の上では役に立つとはいえない。それよりもむしろ，人間として否定的な感情を持っている自分自身をより探求し，その否定的な気持も受け入れる努力をすること，治療の中でその否定的な感情自体を用いていくことの出来るようになることが求められるといえるだろう。

6. クライエント中心療法の技術

　クライエント中心療法が日本に紹介された初期のころ，技術中心の浅い理解によって広まったことに対する批判的な見地については冒頭で述べたが，これまで述べてきたクライエント中心療法についての基本的な考え方を理解をした上でこれらの技術を用いることは，実際の臨床に役に立つものではないかと思われる。そこでクライエント中心療法の技術として主要なものを具体的に挙げておく。おそらくこれらの対応は，カウンセリングという特殊な人間関係にと

どまらず，より一般的な人間関係において相手との会話を深めるためにも役に立つであろう。

　まず第一に，「うん」「そうですか」といった単純な励まし（最小限の励まし）があげられる。ロジャーズの実際の面接として，「グロリアと3人のセラピスト」という有名な映像がある。ここにおいては，他の2人の著名なセラピストのゲシュタルト療法のフレデリック・パールズ，論理療法（論理・情動性）療法のアルバート・エリスとロジャーズの面接の様子が比較できる。この中でもロジャーズの場合は，この単純な励ましによる対応の比率がきわめて高いことが指摘されている。つまり，ロジャーズは面接において，なにか示唆したり，質問することは少なく，クライエントが自分の言葉で表現できることを出来るだけサポートしようという姿勢をとろうとしていることが伺われる。この他のクライエント中心療法の技法として，クライエントの言葉を使ってクライエントの表現したことのエッセンスを繰り返すこと（内容の最陳述），言語的，非言語的に伝えられる感情をそのままの言葉で返していくことでクライエントの感情を確認し再吟味してもらうこと（感情の反射），クライエントの言葉にならない感情をセラピストが言語化して伝えること（感情の明確化），相手を追い詰めず，出来るだけ話を展開することの出来るような質問（開かれた質問）などがある。これらの技法に共通しているのは，セラピストはクライエントが自分の持つ感じを恐れずに表現することを出来るだけ助けようとする動きが中心となること，セラピストは十分に気を使いながらクライエントの述べることや述べたいがまだ述べられないでいる気持ちに気を配り，それを恐れずに表出することに最も神経を使っていることであろう。このように技法が用いられることで，クライエントは自分の経験をおびえずに認められるようになり，ありのままの自分を受け入れられるようになると考えられる。

7. 心療内科におけるクライエント中心療法

　最後に，クライエント中心療法的な接近は，心療内科でどのように利用することが出来るのかについて述べたい。多くの心療内科を受診する患者の人たち

は，自分の症状について，身体的な病気を想定して初診外来に受診されることが多い。この時の訴えは，治療者から見るとつじつまが合わなかったり，患者のわがままにしか思えない場合も決して少なくない。このような場合においても，患者の訴えを否定しないで，患者の文脈にそって話が出来るように励ましながら聞くことは，医療の場でのクライエント中心的な手法といえるのではないだろうか。この際，たとえば治療者側の価値観に固執せず，患者の治癒観を否定しないことは無条件の肯定的な配慮にあたるであろう。患者とかかわりながら，患者の話をあたかも自分のことのように感じること，つまり共感的な理解は，短い外来の構造の中ではかなり難しいことではあるが，それも治療者自身の努力によってまったく不可能なわけではない。ただ，それを行うためには治療者側のかなりの集中力やそのようにしたいという強い気持ちが，いわゆる心理療法の構造で治療を行うとき以上に必要となるであろう。治療者自身が自分の気持ちに開かれており，否定的な気持ちを恐れないでいられることは困難な課題である。治療者としての自分に意識が向きすぎている場合には，治療者としての自分を保てなくなることを必要以上に恐れ，自分のネガティブな感情を出来るだけ感じないようにしようとすることが，かえって自分を身動きの出来ない状態に追いやる場合があることに気づくかもしれない。心療内科領域の患者群全般にいえることだが，とくに，若年の患者あるいは，病態水準の重い患者の人ほど治療者の気づかぬ患者へのネガティブなまなざしを敏感に察知するものであることに注意が必要である。治療者あるいは「先生」である前に，自分の率直な気持ちをモニターしつつクライエントに会う努力を出来る存在でありたい。

　以上のような意味で心療内科は医療の中にあっても特に，「医療モデル」と「成長モデル」の両方のアプローチが必要な分野といえる。この領域では診断面での医療モデルによる適格な判断と，治療の上で成長モデルによる対応の両方が必要となる。この意味で患者自身の成長力を重視するクライエント中心療法的なアプローチを理解し，自らも実践できることが望まれるのではないかと考える。

文　献

1) 佐治守夫（1988）『カウンセリング』財団法人放送大学教育振興会
2) 佐治守夫（1996）『カウンセラーの〈こころ〉』みすず書房
3) 佐治守夫・飯長喜一郎編（1983）『ロジャーズ　クライエント中心療法』有斐閣
4) 佐治守夫・岡村達也・保坂亨（1997）『カウンセリングを学ぶ　理論・体験・実習』東京大学出版会
5) 佐々木正宏・大貫敬一（2001）『適応と援助の心理学』培風館
6) 鈴木乙史（1998）「カウンセリングの理論と方法（1）―クライエント中心カウンセリング―」林潔，瀧本孝雄，鈴木乙史『新訂版　カウンセリングと心理テスト』ブレーン出版
7) 野島一彦（1998）「クライエント中心療法―1950年代の理論」田畑治編『現代のエスプリ　クライエント中心療法』至文堂
8) 野島一彦（1999）「ロジャーズ派」氏原寛・成田善弘編『臨床心理学①カウンセリングと精神療法[心理治療]』培風館　pp48－58
9) 畠瀬稔（1992）「ヒューマニスティック・セラピー」，河合隼雄監修，岡田，田畑，東山編『臨床心理学3　心理療法』創元社
10) ロジャーズ，C.（1961）（村山正治編訳）1967『人間論　ロジャーズ全集12』岩崎学術出版社　1967
11) 佐治守夫（1988）『カウンセリング』．財団法人放送大学教育振興会，p17
12) 滝口俊子（1998）「臨床心理における治療とは」小此木・深津・大野編『こころの臨床家のための精神医学ハンドブック』創元社

（中野博子）

第5章　いわゆる,「短い心理療法」

　第2章にて一般外来での心理療法,「一般心理療法」について述べた。一般心理療法が「簡易精神療法」とよばれていた時期もあることは先に述べたが,Brief Therapy という用語の訳語にも「簡易療法」という言葉が用いられたり,分析的な Brief Psychotherapy の訳語にも「簡易精神療法」という訳語が用いられたりしていた経緯がある。筆者は,一般外来以外ではむしろ長期精神療法を主に行い,Brief Therapy,Brief Psychotherapy は行わないが,心身症に対してこれらの技法を用いる治療者もあり,これらについて概説しておきたい。なお,いずれの技法も「短期」療法は「長期」療法の簡易型ではなく,むしろふさわしい患者の適応は限定され,治療者はより積極的な役割をとることが必要であることから,ある意味,より技術が必要であることを強調しておきたい。

1. Brief Therapy（ブリーフセラピー）

　Brief Therapy は現在では一般に「ブリーフセラピー」とそのまま呼ばれることが多い,Milton Erichson からの流れをくむ心理療法である。
　ミルトン・H・エリクソン（Milton H. Erichson）は催眠研究者であり,催眠療法に基づく独自の治療法で多くの患者を治療した。エリクソン自身は自分の行っている心理療法を理論化することを避けたが,彼の影響を受けた弟子達によってエリクソン派の心理療法が研究され,さまざまな方向に発展した。
　エリクソンは1950年代には個人だけでなく,夫婦や家族に対して独自の治療を行っていた。その治療はベイトソン（Bateson,G）のコミュニケーションに関する研究プロジェクト（1952～62年）の中で調査対象とされた。そのプロジェクトに参加していたヘイリー（Haley,J）とウィークランド（Weakland,J.H.）

第5章 いわゆる,「短い心理療法」　　67

はその後MRI (Mental Reseach Institute) でともに過ごした。このMRIで発展していったのがMRIモデルである。また,ヘイリーは1967年にミニューチン (Minuchin,S) に招かれ,フィラデルフィア児童相談クリニックに移り,エリクソンの技法を教えた。1971年にはマダネス (Madanes,C) がミニューチンの助けで同クリニックに移り,1975年にヘイリーとマダネスは家族療法研究所を創設し,ストラテジックモデルを発展させていった。

①ストラテジックモデル

ストラテジックモデルは,症状に焦点をあて,いかに変化させるかのストラテジイを考える。

② MRI (Mental Research Institute) モデル

「問題志向モデル」である。困難が問題としてみられると,その問題が患者および患者と相互作用している人たちの継続中の現在の行動によって維持されるので,その問題維持行動が変化すれば問題は解決することになるという基本的前提に基づいている。

③解決志向モデル

ドゥ・シエイザー (de Shazer) によるモデルで,MRIの問題志向モデルと対照的である。このモデルでは,解決を達成するために,クライエントが異なることをするよう援助する。技法の特徴は,「問題がおこらなかったとき,どうなるか」という「例外」を聞くことと,「もし奇跡が起きて問題が解決したとしたら,どこが違ってくるか」という「ミラクル・クエスチョン」という質問をすることである。宮田によると,これにより,クライエントは明確な解決像と変化への期待を構築できるということである。

④ NLP (Neurolinguistic Programming) モデル

問題の内容ではなく,パターンに注目する。人にはいくつかの無意識の「パート」があり,それらのパートと意識とのコミュニケーションが容易に可能である,という前提に基づく。

⑤ホワイトのモデル

　エリクソンの影響を受けていない。「外在化」という手法を用いる。問題を客観化，人格化し，問題のしみこんでいない別のストーリーが家族に生じるように援助する。

2. 短期力動精神療法

　人間の精神現象を力学的な因果関係の仮定によって理解していく精神療法を力動的精神療法といい，第3章の精神分析的精神療法とほぼ同義である。一般に力動的精神療法は長期をみこんで行われる。自由連想，作業同盟，抵抗・転移の解釈，洞察を中心とする治療は治療者の禁欲原則，非能動的態度とあいまって，必然的に長期的なものである。フロイトの初期の症例はかなり短期（数ヵ月から1年）のものであったが，その後理論の拡大・治療目標の拡大とともに長期化が一般的となった。

　第二次世界大戦後，米国での精神療法の需要の増大と時間的・経済的要請も重なり，力動的精神療法の短期化の研究がさかんになった。短期力動精神療法は，焦点とすべき葛藤を選び，その葛藤領域における行動の変化をめざす。短期力動精神療法には諸派があるが，共通の患者選択基準がある。丸田は以下の7点をあげている。

　1) 平均以上の知能，教育，性的適応，責任感，などを含む自我の強さ ego strength をもつ。
　2) 基本的信頼感 basic trust をもてる能力がある。‥‥最低過去1回有意義な人間関係をもっている。
　3) 初診で治療者との関係を樹立できる能力（陽性転移を起こせる能力）がある。
　4) 心理的洞察能力がある。
　5) 自分が何を感じているか表出する能力がある。
　6) 漠然とした訴えでなく，限局性の葛藤をもっている。

7) 強力かつ明白な受診動機がある。単に症状の除去だけでなく，自己の適応方法をも基本的に変えようという意志がある。

以下，代表的な学派の技法を簡単に示す。

① Alexander 学派

　Alexander 学派が扱う患者は，適応能力を超えたストレスの前に，潜在性の神経症が顕在化したために治療者を訪れる，軽度の神経症患者が主体である。治療の特徴は「修正感情体験」とよばれる，「陽性転移という順風の中で，かつて手に負えなかった状況を情動的に体験し直す」というものである。治療の目標は再適応の達成である。

② James Mann 学派

　制限時間内療法（Time Limited Therapy）が Mann の治療の基本である。治療では最終日を確認し，治療に終結のあることを強調する。そして，患者の分離に対する思いを検討し，過去の未解決な分離に関する問題に焦点をあてる。分離不安の克服が，その他の神経症的不安克服のモデルとなると考える。

③ Sifneos 学派

　短期不安挑発精神療法（Short-Term Anxiety-Provoking Psychotherapy）とよばれる精神療法を行う。
　この学派の治療には，特に明確な受診動機・平均以上の知能・自我の強さ・人間関係の適応力をもっていることが重要である。治療者が「不安挑発」していく過程を放棄せずに終了できる不安耐性が必要なのである。限局性の葛藤をもっていることが必要であるが，エディプス葛藤が最適な課題となる。治療者は積極性をもち，焦点化し，不安挑発的直面化をする。ごく初期から転移解釈が行われる。

④ Malan 学派

　Sifneos と同様，転移の解釈・力動的洞察を中心とする。葛藤を早期に同定することはせず，治療の進行をみながら解釈の正確さを確かめていく。

文 献

1) 宮田敬一編：ブリーフセラピー入門．　金剛出版，1994．
2) 児島達美，小関哲郎，三島徳雄：ブリーフセラピーが心身医学に寄与する可能性．心身医 40：98-103，2000．
3) 丸田俊彦：解題．P.E.シフニオス著　丸田俊彦・丸田順子訳，短期力動精神療法，p.291-308，岩崎学術出版，1984．
4) Ursano,RJ, Sonnenberg,S.M, Lazer,S.G ： Concise guide to Psychodynamic Psychotherapy．（鋸幹八郎監修　茂野良一他訳：力動精神療法入門．創元社，1999．）

（中島弘子）

# 第6章 芸術療法（アートセラピー）

1. 心身症と芸術療法

　心身症に特有の芸術療法があるわけではないが，典型的な心身症患者ではアレキシシミア（失感情症）といわれるような，情動の体験や表出が制限されているものが多いことをふまえると，芸術療法は非言語的な手段で患者が内界に触れることを援助できる可能性がある。山中は，クライアントが「表現」することによって自らを露にしたり，追及したりすることを手段とする心理療法を「表現療法」と呼んでいる。これは「芸術」という言葉をつかうことによって，どこかに「芸術」を追求する姿勢がふくまれやすいことを危惧してのことである。本稿で述べるのは，「芸術」を追求しての「芸術療法」ではなく，山中のいう「表現療法」に属するものであるが，あえてなじみのある「芸術療法」の用語を用いた。
　芸術療法には各種のものがある。絵画療法，箱庭療法，音楽療法，ダンスセラピー，サイコドラマなど。このうち音楽療法以下は「心から身体へ」という側面とともに，「身体から心へ」の側面も大きい心理療法であると考えられる。本稿では，特に絵画療法を中心に述べることとする。

2. 精神療法としての芸術療法

　中井は「一対一の精神療法場面におけるコミュニケーションの媒体としての芸術療法の導入の有益性に，サリバンの「関与しながらの観察」を近づきやす

いものにすることをあげている。ケイスとダリーは，芸術療法において，患者に対して安全な空間を提供することの重要性を指摘している。安全な空間とは，時間，場所，治療の限界設定，という枠があり，その中で患者が感情と思考の表現ができる空間である。その中では，言語的な精神療法と同様に転移・逆転移がおこり，解釈によって無意識的過程を気づかせ，言葉に置き換えることが可能である。ただし，イメージは患者独特のもので，そのすべての意味を理解できるのは患者本人だけであること，早まった解釈はむしろその繊細な過程を容易に妨げることを指摘している。治療者の役割は，イメージと，患者にとって可能性のあるすべての意味に率直でいること，イメージを理解する努力から生じる不安や感情を包み込むことである。

3. 各種の芸術療法

①風景構成法

　風景構成法は1970年に中井により創案された描画法で，描画テストとしての役割を有する。方法は画用紙に患者の前で治療者がサインペンで枠取りし，ひとつひとつ治療者が言うものを描きこんで，全体としてひとつの画面になるようにしてもらう。
　描いてもらうものの要素および順番が決まっている。
1) 大景群—①川，②山，③田，④道，2) 中景群—⑤家，⑥木，⑦人，3) 近景群—⑧花，⑨動物，⑩石，である。そして⑪「足りないと思うもの，描き足したいと思うもの」を描いてもらい，最後にクレヨンで彩色して絵として完成させてもらう。完成を評価し，患者とともに味わいつつ，季節・時刻・天候・川の流れの方向・人と家との関係などを聞いていく。描画テストとしてのみならず，治療手段としても用いられる。

②自由画

　力動的指向的芸術療法の実践家ナウムブルグは，自発画について，治療過程で患者がどの程度夢や空想，葛藤，願望をイメージに投影したいかの決定は患

者の決定にまかせる，と述べている。言葉より絵画で自分を表現することが得意で，頻繁に自発画を描く患者もあれば，言語化が容易になるにつれ描画をやめる者，人生の危機に1枚だけ描く者，などさまざまであるということである。

　筆者の経験では，特に大人の患者では，絵を描くことから遠ざかっていたり，「下手だから」と評価を恐れて描きたがらないケースが多いように思われる。そのような患者でも，次のスクイグルのように誘発線があったり，テーマがあると取り組みやすいようである。

③スクイグル

　イギリスの精神分析家・小児科医のウィニコットが開発し中井が紹介した。治療者と患者のどちらかがグルグル描きをして，相手がその誘発線から絵を仕上げて渡す。次に役割を交代して同じことをする，という相互描画の方法である。これは描画を用いて患者と治療者が相互交流をする心理療法である。

④ コラージュ療法

　コラージュとは，もともと1920年代から美術の世界で登場した，貼り絵の表現方法である。ピカソなども画面に新聞紙やレッテルを貼りこむ，コラージュの前駆的な技法を用いている。

　心理療法としてのコラージュ療法は，画用紙に雑誌などから切り取った写真，絵などを自由に貼りこんでいく方法である。直接患者が雑誌から切り取って貼る「マガジン・ピクチャー法」，治療者が前もって多くの切り抜きを用意しておく「ボックス法」などがある。

文　献

1) 山中康裕：心理臨床と表現療法．金剛出版，1999．
2) 中井久夫：芸術療法．精神医学の経験　治療，中井久夫著作集2巻，p163-270，岩崎学術出版，1985．
3) 中井久夫：風景構成法．山中康裕編著，風景構成法とその後の発展，p3-25，岩崎学術出版，1996．
4) Naumburg,M：Dynamically oriented art therapy．(中井久夫監訳　力動指向的芸

術療法．金剛出版，1995．）
5) Case,C, Dalley,T : The handbook of art therapy.（岡昌之監訳　芸術療法ハンドブック．誠信書房，1997．）
6) 森谷寛之，杉浦京子，入江茂，山中康裕編著：コラージュ療法入門．創元社，1993．

〔中島弘子〕

第7章　交流分析（TA）

1. 交流分析とは

　交流分析（以下TA）とはTransactional Analysisの訳語で，人と人の間やりとりと，個人の心の構成要因どうしのやりとりの分析を意味している。TAは，1950年代に米国の精神科医エリック・バーンBerne, E.（1910-1970）が創始した，精神療法の理論および技法である。その後，バーンのセミナーに参加していた臨床家や研究者らをはじめ，多くの人々の手によって理論が付け加えられたり，修正，洗練されてきた。TAの，発達や病理に関する理論の基盤は精神分析にあるが，核となっている人間観は，世界と関わる主体としての個人の全体性を重視するものであり，人間性心理学と呼ばれる第三勢力に属している。

　バーン以後の主な流れとしては，デュセイDusay,J.M.とカープマンKarpman,S.を中心としたサンフランシスコ・セミナー派，グールディング夫妻Goulding,R.& M.がゲシュタルト療法を取り入れて開発した治療技法の名を冠した再決断派，および，ジェイムズJames,M.が編み出した自己再養育療法などが，現在広く知られている。

　一般に，TAは次の基本理論から成っている：①自我状態（構造・機能）の分析，②交流（やりとり）の分析，③ラケットおよびゲームの分析，④脚本分析

2. 自我状態の分析

1）自我状態

　TAでは，人間の心の構造および機能を，自我状態 ego-state（s）という概念を用いて説明する。自我状態は，〔支配的親 Controlling Parent（以下 CP）〕と〔養育的親 Nurturing Parent（以下 NP）〕から成る〔親 Parent（以下 P）〕，〔成人 Adult（以下 A）〕，および，〔自然な子ども Natural Child（以下 NC）〕と〔順応した子ども Adapted Child（以下 AC）〕から成る〔子ども Child（以下 C）〕の5つに分けられ，それを図解したものを自我状態モデルと呼ぶ（図4）。

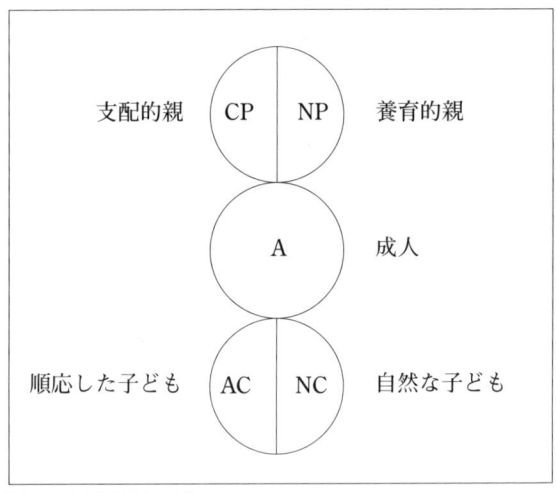

図4　自我状態モデル

　＜P＞は，個人の実際の親あるいは親代わりとなった人物から取り入れられた，感情・思考・行動のシステムである。「～べき」「～ねばならぬ」といった言葉で表される倫理感，義務感，責任感，批判力，構成力などは＜CP＞に帰せられ，一方，養育，慈愛，同情，共感，保護などは＜NP＞に帰せられる。

＜A＞は，過去の体験に縛られない自由な成人として，今ここでの状況への反応として感じ，考え，行動する。主として，客観的な状況判断や分析をし，それらに基づいた行動をとる。

＜C＞は，子どもとしての感情・思考・行動であり，＜NC＞は，個人の内側から湧き起こる自発的な欲求をエネルギー源として，検閲抜きに感じ考え，自分の身体的および精神的満足を求めて行動する。これに対し＜AC＞では，自分以外の他者の期待や評価，尺度に合わせて感情・思考・行動が変化する。生き残るために必要な，外界からの言語的および非言語的要請に応える適応力や，社会規範に従う能力が含まれる。

これらの＜CP＞＜NP＞＜A＞＜NC＞＜AC＞は，心の機能を，まとまりのある一連の感情・思考・行動をセットとして，その内容の性格が似ているものどうしをグループにまとめたカテゴリーであり，同時に，心的エネルギーの備給（cathexis，充当の意）の方向性を示している。個人は日常生活の中で，心的エネルギーの配分を随時変えており，心理的な健康とは，状況に応じて適切な自我状態が活性化され，また，それぞれの自我状態の内容が他の自我状態の内容によって浸潤されていない状態をいう。

2）エゴグラム

5つの自我状態への心的エネルギーの備給の割合は，個人によって異なる。ある個人において，それぞれの自我状態がどれほど優勢に機能しているか，あるいは劣勢であるかをグラフ化して表したものがエゴグラム egogram である。

デュセイが開発したエゴグラムは本来，個人がそれぞれの自我状態にいる時間の割合を，本人あるいは観察者が直観的に判断し，グラフ化したものであるが，本邦においては，数種類の質問紙法によるエゴグラムが実用化されている。エゴグラムのプロフィールによって，個人のパーソナリティの行動的特徴を知ることができる。筆者[1]は，他の研究において，同一人物の直観的エゴグラムと質問紙法エゴグラムを比較することにより，そのパーソナリティについてより深い洞察が得られる可能性について論じたが，ここでは，エゴグラムの具体的イメージを紹介することを目的として，質問紙法（東邦式）による2症例のエゴグラム・プロフィールを図5，6に示す。

症例1は，29歳の女性，会社員。主訴は，頭重感，不眠，会社に行けない。適応障害。

症例2は，17歳の女性，学生。食べ吐きが止まらない。過食症。

症例1では，ACがきわめて高く，それに対しNCの低さが顕著である。過度に順応的に生活し，自己の内的欲求を抑え込んできた結果，その適応のスタイルが破綻し，適応障害をきたしたのではないかと考えられた。

症例2では，規範に従わせようとするCPと従おうとするACの両方が著しく低く，けじめをつけることが難しくなっていることと，食行動においてコントロールを失った過食状態との関連性が窺われた。

しかしながら，或るエゴグラム・プロフィールを，或る身体症状や問題行動，人格の病理などに自動的に結びつけることはできない。エゴグラムに表現されているものは，他の文脈とともに，人格全体への目配りの中で読み取られなければならないことは，他の種々の心理テストと同様である。

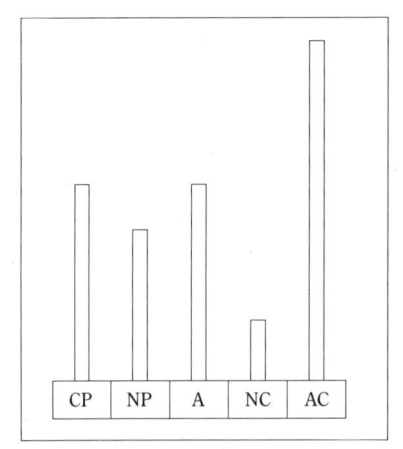

図5　症例1のエゴグラム　　　図6　症例2のエゴグラム

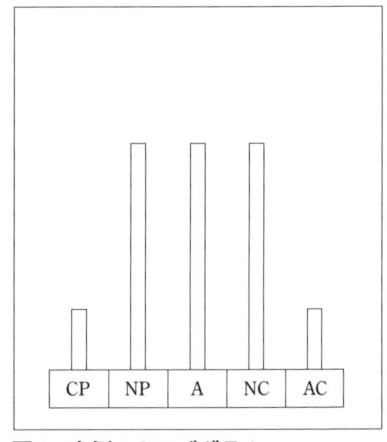

3）自我状態境界の問題

バーンは，自我状態の病理として，自我状態の内容が混線してしまう「汚染」と，或る特定の自我状態から抜け出せなくなる「除外」を挙げている。

a．汚染（図7）：脚本の信条に基づく＜P＞や＜C＞の，世界や他人および

自分に対する否定的なスローガンや思い込みを，現実であると＜Ａ＞が誤認する。

　＜Ａ＞の＜Ｐ＞による汚染は，「偏見」につながる。

　　例）人を見たら泥棒と思え。

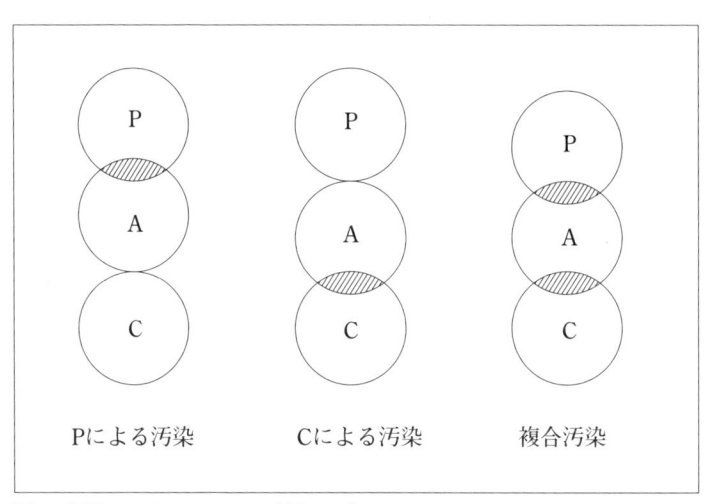

図7　汚染　TA Today, p50（邦 p.66）

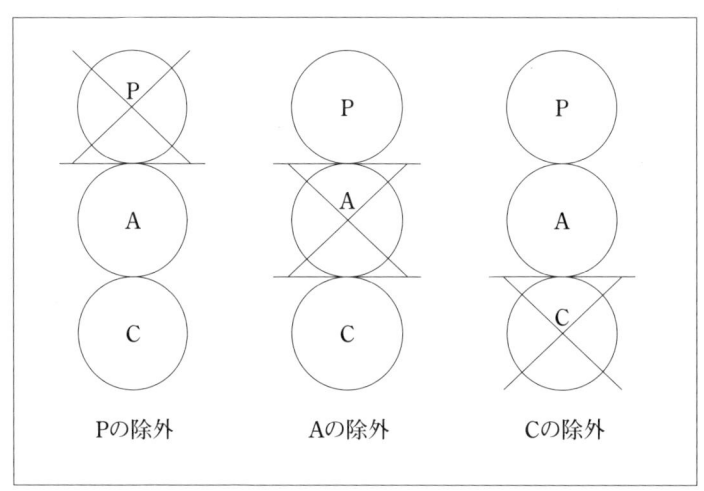

図8　除外　TA Today, p54（邦 p.70）

＜A＞の＜C＞による汚染は、「妄想」につながる。
　　　例）出る杭は打たれる。
　複合汚染が起こると、＜P＞がスローガンを唱え、それに＜C＞の思い込みが賛成した結論を、＜A＞が現実であると誤認する。
　　　例）＜P＞「他人というものは信用できない」
　　　　＋＜C＞「私は誰からも好かれない」

b. 除外（図8）：ひとつ、あるいはそれ以上の自我状態を締め出すこと。
　＜P＞を除外している人は、世界についての定義をもっておらず、社会の規則に従わずに行動し、新しい状況に出会うごとに新しい規則を自分で作り出す。　　　　　　　　　　　　　　（→反社会的）
　＜A＞を除外している人は、現実吟味をする代わりに、自分の内部で起きている＜P＞と＜C＞の対話を聞く。結果として感情・思考・行動が、絶え間ない葛藤を反映したものとなる。　　（→分裂病的）
　＜C＞を除外している人は、子ども時代の記憶を締め出し、子ども時代から持っている欲求や感情や直観を無視するため、それらの感じやその表現が希薄になる。　　　　　　　　　　　（→スキゾイド的）

二つの自我状態を除外するとたとえば以下のような人間になる可能性がある。
　一貫して＜P＞の人：常に規範に照らしたり、批判ばかりしている。
　　　　　　　　　　　　　　　　　　　　　（→批判屋）
　一貫して＜A＞の人：計画を立て、情報を収集し処理することに終始する。　　　　　　　　　　　　　（→コンピュータ人間）
　一貫して＜C＞の人：問題に遭遇すると、考える代わりに、感情をエスカレートさせる。　　（→ヒステリー的）

　TAの治療論においては、クライエントが＜A＞の汚染を解除し、＜A＞の機能を活性化させ、それを持続させることによって、クライエントの現実検討力が回復し、今、ここでの問題解決の潜在的可能性や能力を引き出すことができると考える。このため、＜A＞の汚染解除と＜A＞による人格の統括およびその保持が、すべてのケースに共通する基礎的治療目標と想定されている。＜A＞が機能しているところで、＜FC＞の願望実現を目指すのである。

3. 交流の分析

1) ストローク

　ストロークstrokeとは，存在認知し，すなわち「私はあなたの存在に気付いています」「あなたを気に掛けています」ということを，相手に，言語的あるいは非言語的に伝達する信号の一単位である。人はストロークを求めて他者と「交流」する。自分の存在を他者にアピールし，それに対する相手の反応を受け取り，こちらからも相手への認知を伝えること，つまりストロークの交換によってコミュニケーションは成立する。

　ストロークは無条件・肯定的ストローク，条件付・肯定的ストローク，無条件・否定的ストローク，条件付・否定的ストロークの4種に分けられる（表1）。

a. 無条件の肯定的ストロークとは，その人の行為やその結果，社会的属性とは無関係に「そのままのあなたが大切だ」という内容を伝えるものである。
b. 条件付の肯定的ストロークは，逆に「あなたがもし〜ならOKだ」というメッセージで，たとえば親が子どもに対して「あなたが良い成績をとったらママはあなたが好きよ」という態度はこれにあたる。
c. 条件付の否定的ストロークとは「あなたが〜だからOKでない」という内容を伝えるものである。「悪い成績をとったおまえは可愛くない」という態度はこれに当たる。
d. 無条件の否定的ストロークは「ともかくあなたが嫌い」，「あなたに存在してほしくない」という，その人の存在自体を否定するメッセージである。親が子どもに対して「おまえが生まれたせいで私の人生は台無しだ」などと言う場合，子どもは無条件・否定的ストロークとしてそれを受け取る可能性が高い。

　無条件の肯定的ストロークを十分に与えられた子どもは，自分の可能性を自由に発揮できる。行動の結果がたとえ失敗に終っても，自分の存在が否定されるとは思わないからである。しかし，社会に適応して成長するためには，よいことをしたときに誉められる条件付・肯定的ストローク，および，悪いことをしたときに叱られる条件付・否定的ストロークを与えられることも必要であ

る。多くの場合，人は条件付・肯定的ストロークを求めて努力をするが，それが報いられなかったり無視されることが続いてストロークに飢えると，次善の策として，否定的スロトークを求めるようになる。人間はストロークなしには生きられず，何もないよりは悪いものでもあった方がましという選択をするからである。「シカト」が，きわめて辛いイジメであることは周知である。子どもが悪戯をしてわざと親や教師を怒らせようとしているかのように見える場合は，ストローク飢餓から，無意識的に否定的ストロークを求めている可能性がある。

表1　ストロークの種類

	無条件	条件付
肯定的	無条件・肯定的	条件付・肯定的
否定的	無条件・否定的	条件付・否定的

2）交流の分析

「交流 transaction」の定義は「交流の刺激プラス反応」である。人間のコミュニケーションは交流の連鎖から成っている。TA では，コミュニケーションの過程で何が起きているのかを説明するために，自我状態モデルを用いる。

a. 相補（平行）交流

交流のベクトルが平行で，それに向けて刺激が出された自我状態が反応する。交流が相補である限り，コミュニケーションは延々と続く可能性がある（図9）。

b. 交叉交流

やりとりのベクトルが平行でない，すなわち，刺激が向けられたものではない自我状態が反応している状態をいう。やりとりが交叉した際には，結果としてコミュニケーションが中断し，それを再開するためには，一人または両者が自我状態を移行させなければならない（図10）。

第7章　交流分析（TA）

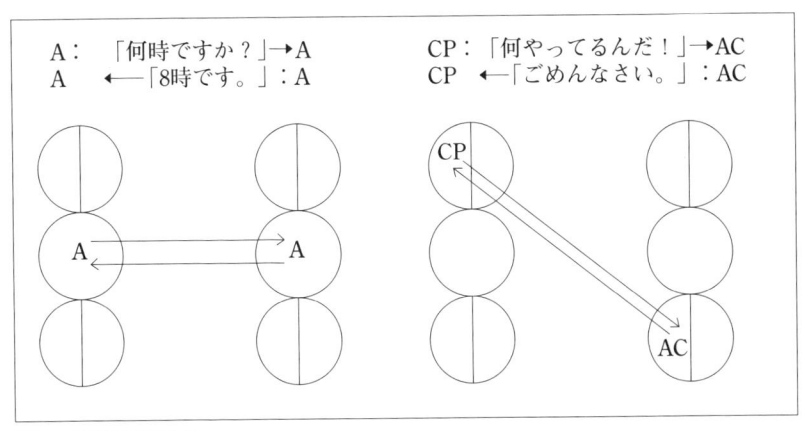

```
A：  「何時ですか？」→A        CP：「何やってるんだ！」→AC
A ←「8時です。」：A           CP ←「ごめんなさい。」：AC
```

図9　相補交流の例

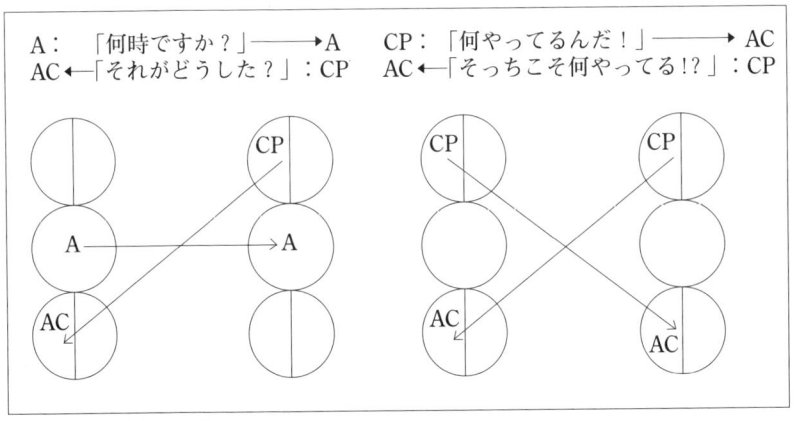

```
A：  「何時ですか？」──→A       CP：「何やってるんだ！」──→AC
AC ←「それがどうした？」：CP   AC ←「そっちこそ何やってる!?」：CP
```

図10　交叉交流の例

c. 裏面交流

　社交レベルのメッセージと，隠された心理的レベルのメッセージが同時に伝達される。言葉で伝達された社交的メッセージは非言語の心理的メッセージによって裏切られている。この不一致に気づくことによって裏面交流を識別できる。裏面交流の行動的結果は，社交のレベルでなく，心理的レベルで決定される。すなわち，実際にもたらされるのは秘密のメッセージの結果の方である（図11）。

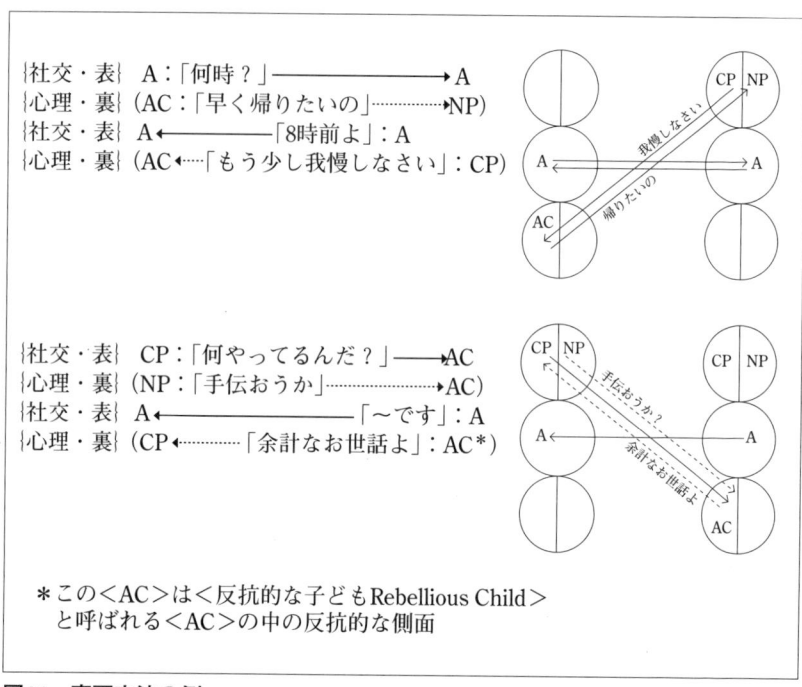

```
｜社交・表｜  A：「何時？」────────→A
｜心理・裏｜ (AC：「早く帰りたいの」………→NP)
｜社交・表｜  A←────「8時前よ」：A
｜心理・裏｜ (AC←「もう少し我慢しなさい」：CP)


｜社交・表｜  CP：「何やってるんだ？」───→AC
｜心理・裏｜ (NP：「手伝おうか」………→AC)
｜社交・表｜  A←────────「〜です」：A
｜心理・裏｜ (CP←………「余計なお世話よ」：AC*)


 ＊この＜AC＞は＜反抗的な子どもRebellious Child＞
  と呼ばれる＜AC＞の中の反抗的な側面
```

図11 裏面交流の例

4. ラケットおよびゲーム分析

1) ラケット

　TAではラケット racket という言葉が数種類の意味に使われている。ここでは，大きく「ラケット感情」と「ラケット」に分けて解説する。

a. ラケット感情

　ラケット感情とは，個人が生まれ育った環境の中で模範を示されたり，奨励された感情である。すなわち，幼児が，或る感情xは抑制されたり禁止されたりするのに対し，別の感情yを見せると周囲からましな反応を引き出すことができるということに気付いて，感情xを感じそうになるとすばやくそれを押さえ込んで，代わりに表出するようになった感情yがラケット感情である。その

第7章　交流分析（TA）　　85

ため，代理感情とも呼ばれる。ラケット感情を表出しているときはかならず，本物の感情を否定しているので，自分を裏切っていることによる独特のいやな感じをともなっている。その「いやな感じ」をラケット感情と呼ぶこともある。

この，人生の最初期にラケット感情を身につけた体験は，人生や世界についての否定的な決断（幼児決断）につながり，その人は後の人生において，さまざまなストレス状況下でラケット感情を表出し，いやな感じを反芻しながら決断時の人生や世界についての否定的信条を繰り返し確認するようになる。

たとえば，「男は度胸，女は愛敬」という文化的固定観念に基づいた教育によって，男児は，「僕は男の子だから恐いなんて言っちゃいけないんだ（そのままの自分を見せると責められる）」と決断し，恐怖を感じることが自然であるような状況で，ラケット的表出によって勇気を揮うようになるかもしれない。女児は，「みんなを喜ばせるために明るくしなくちゃ（私の気持ちなんか問題じゃない）」と決断し，怒りや悲しみが自然な感情であるような状況で，おどけたり楽しそうに振る舞ったりするようになる可能性がある。

ラケット感情は，その場の本物の感情ではないため，その場面を完結させるにふさわしくない。したがって，問題解決に役立たない。本物の感情に気付くことなくしては，その人は自分のしていることの意味に気が付かず，人生を自律的に歩むための足枷となっている幼時の戦略を刷新することもない。

b. ラケット

ラケットとは，或る人がラケット感情を感じるように自身で無意識的にお膳立てをし，その感情を感じるひとつの過程である。なぜか，失敗を重ねたり，踏み付けにされたり，誰かに対していつも怒っていたり，といったその人特有の慢性的に繰り返されるパターンがあれば，それはラケットである可能性が高い。

ラケットをする人（ラケッティアー）は，その交流の中でいつまでもひとつの役割に留まり，延々と続く裏面交流を維持し，ラケット感情を抱き続ける。これに対し，ラケットの過程で役割の切り替えが起きて交流が交叉し終結に向かうものは，ゲームと呼ばれる。ラケットは多くの場合ゲームに発展する。

2) ゲーム

　TAにおけるゲームとは，二人以上の人間が関係する，無意識に隠された意図のある一連の交流を指す。参加する人物はそれぞれ，＜犠牲者＞，＜救助者＞，あるいは＜迫害者＞の役割を担うが，途中で役割の切り替えが起き，参加者全員が，ラケット感情を味わって終わることを特徴とする。カープマンKarpman, S.[2]は役割の切り替えをドラマの三角図として表した（図12）。

　日常生活の中で繰り返されるこうした心理的ゲームは無数にあると考えられるが，出現頻度の高いいくつかのパターンが分類され，それぞれの基本型にわかりやすい名前が付けられている（表2）。

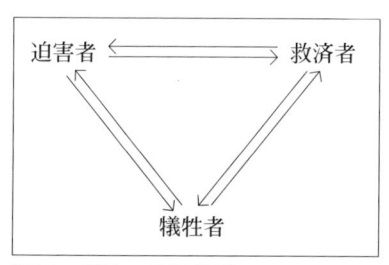

図12　ドラマの三角図
TA Today, p.237（邦p.301）

表2　代表的なゲーム

役割の切り替え	ゲーム名
迫害者→犠牲者	「足蹴にしてくれ（警官と泥棒）」、「あらさがし」、「あなたさえいなければ」
犠牲者→迫害者	「さあつかまえたぞこの野郎」、「ゴーカン」、「はい、でも」「まぬけ」、「あわれな私」、「私に何かして」
救助者→犠牲者	「お役に立とうとしただけなのに（こうしてみたら？）」
救助者→迫害者	「こんなに一生懸命やっているのに」

3) ゲームの実例

これらのゲームは，個人が実生活で繰り返している「うまくいかない」パターンであり，クライエントは治療関係においても同じことを再現しようとする。ゲームの誘いに敏感な治療者は，そうしたクライエントの行為を「今，ここ」で起きていることとして，その場でとらえ，これと対峙することができる。では，実際にクライエント－治療者間では，どのようなゲームが繰り広げられる可能性が高いのか，以下に二組のゲームを経時的に記述する。理解しやすくするため，役割の切り替えに着目しつつ，単純化して描く。

a.「はい，でも」＋「こうしてみたら」（図13）

＜犠牲者＞の立場から始められるゲームの代表的な一例が「はい，でも」である。

症状や問題を抱えたクライエントAが＜犠牲者＞として「困っている，どうしたらよいか」「この症状さえなくなれば」と，必死に訴える。＜救助者＞になった治療者Bが薬物を与え，生活指導を行ったり，人間関係についての助言を与えたりするが，Aは薬は嫌いで，生活指導には従おうとしたが守れず，助言通りやってみようとしたら人間関係は一層こじれ，……といった具合で，事態は好転しない。このやりとりをしばらく続けたのちに，Aは「先生はいろいろしてくださったが結局私の役には立たなかった」と，失望や怒りを示し，Bの元を去る。ここで，Aの役割は＜犠牲者＞から＜迫害者＞に切り替わり，Bの役割は＜救助者＞から＜犠牲者＞へと切り替わる。最後には両者が「どうしてこんなことになったのだろう」と訝しみつつ，Aは「自分もだめだけど，この先生も役に立たなかった」，Bも同様に「あの人もだめな患者だけど，自分も役立たずだ」といった信念を強め，絶望を味わって終わる。

このゲームの亜型に「私に何かして」があり，Aが無気力な態度でまわりを操作することが特徴である。無力でいることによって助言をもらえる限り，Aは＜犠牲者＞の立場に留まり続け，役割の切り替えは起きない。その場合は，ラケットである。

一方，Bに視点を移すと，＜救助者＞として助言を出し尽くして敗北し，＜

犠牲者＞となるゲームは「お役に立とうとしただけなのに」という名前で呼ばれることもある。この変形として，Bが最後に，助言を活かせないだめなAを非難して＜迫害者＞となって終わるゲームは，「こんなに一所懸命やっているのに」と呼ばれる。

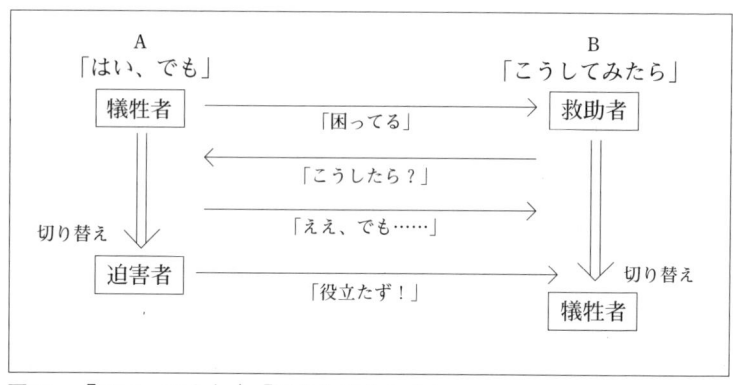

```
                A                              B
            「はい、でも」                   「こうしてみたら」
             ┌─────┐                          ┌─────┐
             │犠牲者│ ──── 「困ってる」 ────→ │救助者│
             └─────┘                          └─────┘
                │     ←──── 「こうしたら？」────
                │      ──── 「ええ、でも……」 ───→
      切り替え  │                                      切り替え
                ↓                                 ↓
             ┌─────┐                          ┌─────┐
             │迫害者│ ──── 「役立たず！」 ───→ │犠牲者│
             └─────┘                          └─────┘
```

図13　「はい、でも」＋「こうしてみたら」

b.「足蹴にしてくれ」＋「さあ捕まえたぞこの野郎」（図14）

　＜迫害者＞の立場から始められるゲームのひとつが「足蹴にしてくれ」である。

　入院患者Cは，医者や看護婦にわがままを言い続け，病院の規則を守らず，周囲を困らせる。主治医Dは入院を続けるための条件を提示し，これを守るよう患者に我慢強く説得し，約束を取り付けるが，患者は違反や迷惑行為を続ける。最終的に，他の患者への迷惑が多大である，看護婦の仕事に支障を来す，などの理由で，Dは，Cへ治療半ばの退院を通告する。このときDは「仕方ない」「自分は精一杯やったんだ。悪いのは患者なのだ」と，自分の行為を正当化する。両者の役割は切り替わり，Dは＜犠牲者＞から＜迫害者＞となり，Cは＜迫害者＞から＜犠牲者＞となる。Cはあんなに親切だったDが一変して厳しい態度を崩さないことに驚き，混乱し，Dを恨み，それからこの出来事を，「やっぱりこの先生も自分を見捨てた」「自分はどこに行っても受け入れられない」というCの信念を強化する材料として記憶にストックする。

一方，Dが演じたのは，よい人として我慢し続け，あるとき突然堪忍袋の緒が切れて逆襲する「さあ捕まえたぞこの野郎」という名前のゲームで，Dはよい人を演じながら，相手に復讐や拒絶を果たし，それについて自分は全く正当だと感じることができる。Dはゲームの結末で，一時的に勝ち誇ったような気分になる。

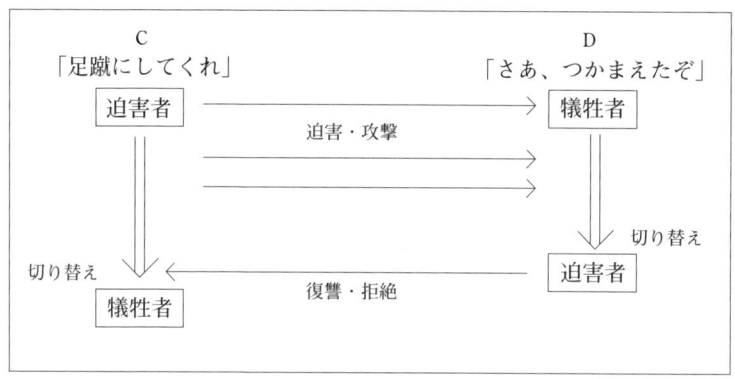

```
        C                              D
  「足蹴にしてくれ」                「さあ、つかまえたぞ」
    ┌─────┐                          ┌─────┐
    │迫害者│ ──────────────────────→ │犠牲者│
    └──┬──┘     迫害・攻撃           └──┬──┘
       │    ──────────────────────→    │
       │                                │
       │                            切り替え
       ↓                                ↓
    ┌─────┐                          ┌─────┐
切り替え←│犠牲者│ ←──────────────────── │迫害者│
    └─────┘     復讐・拒絶            └─────┘
```

図14 「足蹴にしてくれ」＋「さあ捕まえたぞこの野郎」

4）ゲームの諸要因

人がゲームを始めるにはそれなりの理由や無意識的目的があり，ゲームをしたことで得られる心理的な利益があるからこれを繰り返すようになる。互いに緊密な関係にあるこれらの要因を列挙する。

a. **時間の構造化**：人間には時間を構造化することへの欲求がある。ゲームをすることで，他者と手応えのあるやりとりをして時間を潰すことができるため，退屈をするとゲームを始める人もいる。
b. **脚本の促進，共生関係の維持**：ともにゲームをする人同士は，それぞれの脚本（人生についての無意識的なプラン）を遂行するために必要な相手役を勤め合っており（共生関係），ゲームによってこの関係が維持される。ゲームの結末で「やっぱり私は…」とか「やっぱり人は…」といった，人生に関する否定的な信念を確認するたびに，それが強化記憶として作用し，その人の脚本を促進する。

c. **強いストローク**：ゲームの結末では参加者全員が強いストロークを得る。親密な交流においては何が起こるか予測できないが，ゲームでは相手を操作するので確実性が高く，ストローク飢餓に陥った人は手っ取り早く強い（しかし，否定的な）ストロークを得る手段としてゲームを行いやすい。

d. **ラケット感情**：ゲーム終結時には全ての参加者がその人独特のいやな感情を味わう。

e. **人生の立場（図15）の確認**：ゲームの結末ではかならず，自分か相手のいずれか，あるいはその両方が悪いという結論に達する。TAでは，個人の，自分と世界に関する基本的な姿勢を，4つの立場に分けており，その4つとは「私はOK，あなたはOK」「私はOKでない，あなたはOK」「私はOK，あなたはOKでない」「私はOKでない，あなたはOKでない」である。平素は個人の感情や思考はこの4つの立場を流動的に動いているが，ゲームの帰結時にたどり着く立場は，その人が幼児期に脚本の決断をしたときの人生観を表している。欲求が環境によって満足させられず，悲しみや怒り，無力感を抱いた幼児は，自分が悪いから，他人（世界）が悪いから，あるいは，その両方が悪いからだ，と理由づけることによって安定化をはかる。長じたのちも，ゲームをした結果，この幼児決断時の立場，すなわち，自分かつ／または他人（世界）がOKでないという思い込みを確認することができれば，何かを試みてもどうせ無駄だとチャレンジを回避

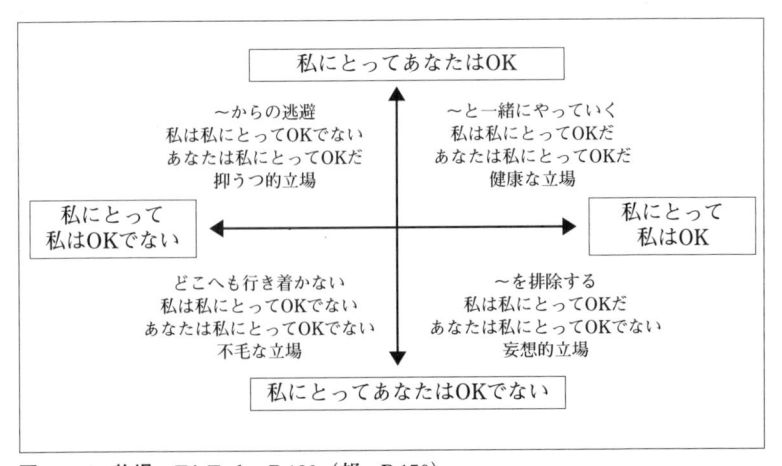

```
                  私にとってあなたはOK
                          │
    ～からの逃避           │      ～と一緒にやっていく
    私は私にとってOKでない  │      私は私にとってOKだ
    あなたは私にとってOKだ  │      あなたは私にとってOKだ
    抑うつ的立場           │      健康な立場
私にとって                 │                    私にとって
私はOKでない ──────────────┼────────────── 私はOK
                          │
    どこへも行き着かない    │      ～を排除する
    私は私にとってOKでない  │      私は私にとってOKだ
    あなたは私にとってOKでない│     あなたは私にとってOKでない
    不毛な立場             │      妄想的立場
                          │
                  私にとってあなたはOKでない
```

図15　OK牧場　TA Today, P.120（邦　P.150）

第7章　交流分析（TA）　　91

し，古い立場に留まる自分を正当化することができる。
f. **準拠枠を脅かす状況を回避**：TAにおける＜準拠枠＞とは，各個人が持つ現実へのフィルターを意味しており，それは「自己と他人と世界とを定義するために使われている全ての知覚面，概念面，情緒面，行動面のセット」[3]を提供するものである。単純化すると，世界はこういうものだという思い込みのようなものが準拠枠である。

　「もし率直で肯定的なストローク（受容，親密さや愛）を求めたらどうなるだろう」という問題に直面することは，準拠枠を脅かすものであり，ゲームをすることによって，そうした問題やその不安が回避される。すなわち，ゲームの帰結として，早期決断時の人生の立場や決断の内容を確認し，人生の立場や人生脚本などがその一部を成している準拠枠を守ることができるのである。

5）ゲームを終わらせるには

　ゲームをすることによって脚本は強化される。TAの考える心理治療の最終的な目標は，脚本から脱却した自律的な人生を歩み始めることであり，ゲームをすることは基本的に反治療的行為である。

　ケースによっては，クライエントの側にゲームを止めるための準備が整っておらず，治療者が，ゲームをしようとするクライエントに対決的に接するだけでは拒絶と同様に受け取られてしまうため，クライエントが率直な交流をし，肯定的ストロークを受け取ることができるような素地が育つのを待って，ゲームの直面化を遅らせ，ゲームの誘いは受け流しつつクライエントのゲーム的でない健康な側面をストロークし続けることが必要となる場合もある。

　そうしたケースへの対処も含めて，治療者の基本姿勢として，治療場面においてみずからゲームに巻き込まれることなく，治療者－クライエント関係を裏面交流のない率直なものとするためには，治療契約に基づいた治療を行うこと，治療姿勢が「The Power is in the Patient.（治癒の）力は患者の内にある」[4]の理念に立脚していること，治療者の＜A＞はつねに機能していて，＜A＞の自我状態で治療者自身の前提や思惑，情緒，さらに，その場の人々が何をしようとしているか，何が起きているか，に気付いていることが重要である。

5. 脚本分析

1) 脚本

　脚本 script とは，個人がそれぞれ自分の人生のために描くドラマの形をした特定の計画である。

　バーンは，脚本を「無意識の人生計画」と定義し，のちに「人生計画は子ども時代に作られ，両親に補強され，以降起こるさまざまな出来事によって正当化され，最終的に選択されたひとつの代替策で頂点に達する」[5]と述べている。

　両親は出産直後から，子ども自身や世間についてのさまざまなメッセージを，子どもに与え続けるが，子どもの心の中で，こうしたメッセージが蓄積されて枠組みを作り，そこへ，心的外傷を起こすいくつかの出来事が混ざり合って，人生脚本を描くための基礎が形成される。その基礎構造に応じて，子ども本人が，中心的な脚本を決断するのである。そのさい子どもは，自分の周囲に起こっていることについての自分自身の知覚に対する反応として決断する。

　すなわち脚本決断は，①自分はつねに対象より劣っており，両親が全能者だと感じられる中で，しばしば，敵意ある，生命を脅かすようにさえ見える世の中を生き延び，欲求を自分でできるかぎり最高に満たしてもらうための，幼児にとってベストだと思えた戦略を表している。また，②幼児の感情と現実吟味に基づいてなされる[6]。

　幼児が，両親や世間からきていると知覚するメッセージは，大人が知覚するであろうのとはきわめて異なったものである可能性がある。成長したのちに，自分の脚本に基づいた世界観に合わないような外的事実に出会うと，その人にとってそれは，欲求充足や生き延びることへの脅威とさえ感じられることがある。この脅威に身を曝すことを避けるためには，事実を自らの脚本が依拠する準拠枠に無理遣り合わせて，歪曲して受け取ったり過小評価（値引き discount）したりすることが必要となる。前項で見たように，ゲームは，自分の準拠枠に合わせて世界を再定義するための強力な手立てであった。

2) 禁止令

　親から子どもへ伝えられるさまざまなメッセージのうち，とくに親の＜Ｃ＞から発せられる，子どもへの否定的かつ強烈な内容をもったものを，グールディング[7]は禁止令 injunction (s) と名付けた。多くの場合，脚本の決断の根底には，これらの禁止令のいくつかが発見される。

　以下に12の禁止令と，それを表現する親の態度や言葉の具体例を簡略に記す。

①存在するな：「お前さえいなければ‥‥」
②お前自身であるな：「あんたが女の子だったらねえ」
③子どもであるな：「お姉ちゃんでしょ」
④成長するな：「ちょっと前まであんなに小さくて可愛かったのに」
⑤成功するな：「俺も合格できなかった試験だから（お前にも無理だろう）」
⑥するな（何もするな）：「お前のすることは何でも危なっかしい，じっとしていておくれ」
⑦重要であるな：「次男は黙っていろ」
⑧属するな：「あなたはあんな子たちとは違うのよ」
⑨近付くな：気紛れで子どもを突き放す親／親の突然の失踪や死
⑩健康（正気）であるな：子どもが病気のときだけかまってくれる親
⑪考えるな：子どもなりの考えをまったく無視する親
⑫感じるな：「男の子は泣かないものです」

3) 脚本を書き直すには

　人生の過程は，遺伝，外部に起きたいろいろな出来事，脚本，そして，自律的なさまざまな決断の相互作用の結果である[8]。幼児期には生きるために役立っていた脚本決断が，のちの人生で障害となっている場合，その多くは，成人としての資源を最大に活用し，自律的な再決断をすることで解決が可能となる。人生脚本からの脱却と，より満足な人生のための新たな決断を，治療的に促すためにとくに有効なTAの技法として，再決断療法を紹介する。

再決断療法 redecision therapy

　グールディング夫妻は，脚本は禁止令への反応として，幼児自身が自らの決断に基づいて書いたものであり，その決断が現在の生活に役立たないばかりか障害となっていることを＜A＞によって自覚し，＜NC＞が「変わりたい」と欲してパワーを発揮すると，脚本を書き替える再決断が可能になると考えた。再決断療法は，感情と思考が一致して望んだことを行動に移し，禁止令や脚本から自由な，自律的な人生を回復することを目指す。集団療法の形をとるが，その中で治療者とクライエントが契約にもとづき個人的にワークする。

　再決断療法では，「気付き」から「変わる」への必須の要因として，＜NC＞の変わりたいという欲求と変わったという喜びを重視し，＜NC＞の活性化のために，本人の気付いていない感情に焦点を合わせるゲシュタルト療法を中心に，サイコドラマ，ブリーフ・セラピー，論理情動療法，そして行動療法などの技法を，目的に応じて統合的に併用する。

　再決断療法の過程において，＜P＞と＜AC＞が結託した呪縛が強力で，変わるための＜NC＞のパワーが発動しにくい場合，すなわち「（現実の）親が変わらなければ，自分も変われない」「こんな育てられ方をした自分が，幸せになどなるはずがない」と頑なに信じていたり，＜P＞があまりにも苛酷である場合や，現実の養育者との関係から自分の中に＜P＞を取り込み損ねて＜P＞が形成不全の状態にあるクライエントに対して，ジェイムズの開発した自己再養育の技法は，とくに有効である。

　自己再養育 self-reparenting とは，本人が，自身に対して「よい親」になり，自らの育ち損なっていた部分を育てなおす治療法であり，自分の＜A＞が＜P＞を吟味して，よいところは残し，今では不必要で邪魔になっている部分を取り除き，代わりに，本人にとって必要な，あるいは理想とする親像を自分の＜P＞に取り入れる。これによって新しくなった「よい」＜P＞が，＜C＞を再養育する。耳を傾け，守り，大切にしてくれる＜P＞の下では，＜NC＞からの創造的な欲求が率直に表現され，それを達成するために，＜NC＞のパワーと＜A＞の思考力と判断力がのびのびと発揮されるようになる。結果，本人の意志的選択による新しい行動が実行に移されるようになる。

6. 契　約

1) 契約とは

　バーン[9]は，治癒とは「自律性の獲得」であり，TAの人格に関するすべての理論は「私はOK，あなたはOK」の立場に凝縮されるとした。TAでは，誰でも考える能力があり，自分の人生の最終的な責任者は本人であると考える。自分の人生に望むものを決めることができるのは本人だけなのである。クライエントの自律性の獲得を目指して，クライエントが主体的に治療に取り組むために，TAによる治療においては契約contractを結ぶことが必須の条件とされている。

　TAで契約というとき，それは，事務的あるいは治療構造をめぐる約束事にとどまらず，治療の中身についての取り決めを含んでおり，問題が存在することへの気づき，問題解決のための＜A＞による決断，目標に関する行動計画，その進歩と達成を評価する方法までをカヴァーしたものとなる。スタイナーSteiner,C.ら[10]によると，契約は治療者とクライエント相互の同意，正当な対価の取り決め，双方の能力，そして合法的な目的，に基づいていなければならない。

　治療目標を決めるのはクライエントであり，治療契約はいわば宣言のようなものである。治療者の役割は，クライエントのこの宣言の証人となり，治療過程においては，クライエントの望みの実現を邪魔していたり機能的でないことがあれば，それを指摘してそれについて取り組むような環境をつくることである。

2) 有効な契約を結ぶために

　契約の成立と達成は，治療を効果的なものとするTAのもっとも重要な技法のひとつである。ジェイムズ[11]は，契約を結ぶための技術として5つの質問を挙げている：
①あなたの人生をより満足なものとするためにあなたが欲しいものは何？
②あなたが欲しいものを手に入れるために，何を変える必要がある？

③その変化をもたらすために，あなたは何をする？
④その変化が起きたことを他の人々はどのようにして知ることができる？
⑤あなたはどんな妨害工作をする可能性がある？これに対する答えは，クライエントが，自分自身を傷つけるためにする行動やゲームを明らかにする[5]。

3) 契約に基づいて行う治療メリット

深沢[12]は，以下の諸点を契約に基づいて治療を行うメリットとして挙げている；
①治療者が＜救助者＞の役割を演じない
②治療がどこまで進んでいるかわかりやすい
③治療者自身の準拠枠（どういう思い込みを持っていて，どういう行動をとっているのか，どういう戦術を使おうとしているのか）の点検ができる
④共生関係が発するのを防げる
⑤感情転移が防げる
⑥何をゴールにするのかはっきりする
⑦抵抗に気づき，直面化しやすいことである。

最終的に，契約を明確化することによって，クライエント自身がThe power is in thepatientという実感がもてることが重要なのであると述べている。

本稿は，島田凉子著『人間関係論』（人間総合科学大学，埼玉，2001）の第5章「交流分析」を加筆，修正したものである。

文　献

1) 島田凉子，村林信行，芝山幸久，坪井康次，中野弘一，筒井末春：エゴグラムからみた思春期の心理的問題．思春期学15（2）：1997．
2) Karpman,S.：Fairy tales and script drama analysis,TAB,7,26,1968.
3) Stewart,I.& Joines,V.,TA today：A new intrduction to transactional analysis, Lifespace Publishing, Nottingham and Chapel Hill,1987,p.188.
（『TA TODAY 最新・交流分析入門』深澤道子監訳，実務教育出版，東京，1991）．
4) Goulding,R.&M.：The power is in the patient,TA Press,San Francisco,1978.

5) Stewart,I.& Joines,V.：TA today,p.100.
6) ibid.,p.102.
7) Goulding,R.&M.：Changing lives through redecision therapy,Grove Press, New York,1979.
8) Joines & Stewert：TA Today,p.115.
9) Berne,E.：Principles of group treatment,Grove Press,New York,1966,p.306.
10) Steiner,C.and Cassidy,W.：Therapeutic contracts in group treatment, TAB,8（30），1969.
11) James,M.：Perspectives in transactional analysis,TA Press,San Francisco, 1998, p.83.
12) 深澤道子：カウンセリングにおける契約の概念（TAを中心に），筑波大学臨床心理学論集第8集，1992.

(島田涼子)

第8章　ゲシュタルト療法

1. ゲシュタルト療法 Gestalt Therapy とは

　ゲシュタルト療法は，ベルリンで生まれ米国へ移住した精神分析医フレデリック・S・パールズ Perls,F.S.（1893-1970）が創始した。彼は，多くの人々が自分自身の全体を意識化することなく，人格の一部のみを意識して生きていることに気付いて，人格全体の統合を治療目標とする心理療法を開発した。ゲシュタルト療法の治療原理は，主体の意識によって認識されてはいないが確かにその人の一部であるもの，ときには，意識的態度とはまったくの対極にあるものに「気付き」，それを人格に統合することである。気付きを通して，身体，感情，思考，行動の全体で「今，ここ」の自分になりきることが，ゲシュタルト（ドイツ語で「形態」の意）の完成であり，その場を完結させるのである。
　パールズ[1]は次のように述べている：私は，気付きの技法だけが治療的に価値のある結果をもたらすと確信している。もしも治療者が，たった3つの質問をすることしかできなかったならば，その治療者はきっと，患者のもっとも深刻な障害のすべてについて結果的に成功することだろう。その3つの質問とは，本質的には，「今私は〜に気付いています」という言い切りを変形したもので，「あなたは今何をしていますか？」「あなたは何を感じていますか？」「あなたは何が欲しいのですか？」である。もし2つを加えるとすれば，「あなたは何を避けていますか？」「あなたは何を期待していますか？」という質問になるだろう。これらは，明らかに最初の3つ質問の延長上にある。治療装置としてはこれで十分なのである。

2. 神経症のメカニズム

　パールズ[2]によると,「すべての神経症的障害は, 個人が, 自分と外の世界との間の適切なバランスを見い出し維持することができないために起こる。そしてすべての神経症的障害に共通しているのは, 社会や環境との境界が個人の内部へとあまりに深く延長されているように感じられることである。神経症とはそのような人が, 圧倒的な世界によって押し出されてしまうのではないかという脅威から, 自分を守るための防衛作戦なのである。それは, その人が, まったく勝ち目がないと感じる状況下で, バランスを保ち自分でコントロールしているという感覚を維持するためのもっとも効果的な技術なのである。」パールズ[3]はまた, そうした神経症, すなわち境界の障害は以下の4つのメカニズムによって生じるとしている。以下に要約する：

a) イントロジェクション（introjection）：摂取。外界の思念やアイディア, 感情などを, 消化吸収するのでなく, 異物のままパーソナリティに取り込むこと。自己の内側が異物で埋められ, 本来の自己は疎外される。

b) プロジェクション（projection）：投影。想像や衝動, 感情など, 自分が生み出しているもの（自分の一部）を, 自分のものとは認めず, 外界のものとして受け取ったり, 環境のせいにする傾向。受け身で消極的な犠牲者の役割をとる。

c) コンフルーエンス（confluence）：合流。自他の境界が溶解したり, 弱まって, 外界との一体感を持つ状態。健康な人間も, 特殊な状況で他者や集団との一体感を経験することがあるが, 日常的に自分と他人の境が不明瞭な状態は病理的である。

d) リトロフレクション（retroflection）：反転。自他の境界を自分の中に引いて, 自己が行動の主体と客体に分裂する。自分自身があらゆる行為の標的となり, 欲求を満たすためのリビドーをもう一方の自分に向けてしまう。

3. ゲシュタルト療法の実際

　ゲシュタルト療法は，個人治療でも用いられるが，集団精神療法の形で行われることが多い。15人前後のグループにおいて，グループ・プロセスよりむしろ，グループの中での個人精神療法に焦点が合わせられる。治療者の横に用意した「ホット・シート」と呼ばれる椅子にグループ・メンバーがかわるがわる座り，自分の問題について治療者とワークする。

　自己と環境との境界の障害が，神経症のメカニズムであるとの前提に立つゲシュタルト療法では，治療者がクライエントに「与える」ことは，クライエントの神経症的有り様うを強化するものと考える。個々の人間が自分の問題に気付きそれを克服する力を持っているという信念に基づいて，クライエント自身が気付き，成長する過程を促進するためにルールと呼ばれる次のような治療のガイドラインを用意している：

・クライエント自身の感情・思考・行動についての，今ここでの気付きを問う。
・クライエントと治療者のその場での関わりを重視する。
・クライエント自身が感情・思考・行動の主体であることへの気付きを促す，
などである。

　ゲシュタルト療法家は，こうした基本姿勢に立ち，クライエントに対して共感的フィードバックや解釈を与えることを極力控え，その代わりに独特の技法を用いて，クライエント自身が自分の一部になったり，それと対話をする機会を提供する。代表的な技法は以下のものである。

　a) **エンプティ・チェア**：クライエントは，自分の前に置かれた空の椅子に，他人や，自分の中で葛藤し合っている一方，あるいは，自分のものではないと思っている自己の一部を，投影し，それに語りかけたり，また，自分の椅子と投影の椅子に交互に座って，それぞれの立場から話し合う。

　b) **ドリーム・ワーク**：夢の中のイメージはすべて，ときには本人の気付きの外にある自己の一部を表現しているとの考えにもとづいて，夢に登場した人物，事物，雰囲気などになって夢を再現し，それぞれの立場で言語化や行動化する。

c）ファンタジー・トリップ：想像の世界に入り，体験する。
d）ボディ・ワーク：自分の身体と対話したり，身体や身体の部分になって言語化したり行動化する。

　さらに，これら自分の一部への気づきと，部分の全体への統合をクライエント自らが促進するために効果的な場面設定や演出の工夫が無数に考案されており，それはゲシュタルトのゲームと呼ばれている。ゲシュタルト療法においてクライエントはそうした実験に誘われる。その結果，自他の境界に相互の侵食や混乱がなく，統合された人間として自分の行動に責任をとる，すなわち自らの生き方を主体的，かつ自覚的に選択する自律した人間となることが，究極の目標とされているのである。

4．ゲシュタルトの祈り

　パールズ[5]自身がグループ・セラピーでメンバーとともに唱えた「ゲシュタルトの祈り」は，ゲシュタルト療法の真髄を伝える：
　私は私のことをする，そして，あなたはあなたのことをする。
　私はあなたの期待に応えるためにこの世界にいるのではない。
　そして，あなたは私の期待に応えるためにこの世界にいるのではない。
　あなたはあなたであり，私は私である。
　そして，もしも偶然にお互いを見つけ出せたなら素敵なことだ。
　もしもそうならなければ，それは仕方のないことだ。

文　献

1) Perls,F., The Gestalt Approach and Eye Witness to Therapy, Pp73-74, Science and Behavior Books, U.S.A.,1973.
2) ibid.,p.31.
3) ibid.,p.32-43.
4) Perls F., Gestalt Therapy Verbatim, p.24, The Gestalt Journal, New York,1992（1969）

（島田涼子）

第9章 集団精神療法

1. 集団精神療法とは

　集団の力動やその過程を，個人の心理的治療，成長や教育，あるいは組織開発などの目的に利用するグループ・アプローチは，大きく集団精神療法 group psychotherapy と，グループ・ワーク group work に分けられる。

　鈴木[1]は，集団精神療法を次のように定義している：(1) 言葉を介した相互作用の場である。(2) メンバー間（患者－患者，患者－治療者）の関係の発展，変化を治療の過程と考える。(3) グループの大きさは，4～5人以上で，30人くらいまで。それ以外の集団的活動や作業は，治療的効果の有無にかかわらず，グループ・ワークと呼ばれる。

　集団精神療法の形態で実践されることの多い心理療法としてサイコドラマや，ゲシュタルト療法，交流分析（TA），行動療法，感受性訓練，エンカウンター・グループなどを挙げることができるが，精神分析や来談者中心療法を志向するグループもある。一方グループ・ワークには作業療法や自助グループなども含まれる。

　リーバーマン Lieberman,M.A.，ヤーロム Yalom,I.D. およびマイルズ Miles,M.B.[2] は1970年代初頭に，米国で盛んに行われていたさまざまな学派による17組の集団精神療法の過程と結果について詳細な調査，分析を行った。グループ全体の生産性・非生産性，個々のメンバーが遂げた肯定的変化・否定的変化，グループリーダーに対する評価などに関して多角的に比較検討し，次のように結論づけている：集団精神療法の成果は，特定の状況や過程，そしてリーダーのイデオロギーには関係のない現象の機能であることが証明された。

2. 集団精神療法の過程

鈴木[3]は，集団精神療法におけるコミュニケーションのレベルを次のように分類し，記述している：
1) 現在のレベル：このレベルでは日常的な出来事が話し合われ，それがグループの here and now と呼応して反応しあう。このレベルではコンダクターは権威者として見られる。
2) 転移レベル：グループの中で起きる対人関係や，やりとりが転移現象として理解されるようになる。メンバーはグループでの対人関係の理解を深めつつ，自らの幼児期にさかのぼって，自分の家族などとの関係についての理解を深める。
3) 身体・精神的レベル：このさらに原始的レベルでは，投影的同一視などの機序が働く。すなわち自己の持ついろいろな側面について，その価値を認めたりあるいは貶めたりする。
4) 原始的レベル：グループのメンバーが相互に深い無意識レベルで，ユングの言うような神秘的で元型的とでも言うべきコミュニケーションをしていることに気付く。

これらのレベルはグループ・アナリシスの進展に伴って発達，変化していくものなのだが，必ずしもこの順番で起きるとは限らない。

3. 集団精神療法の治療因子

集団精神療法の治療要因について，水島[4]は，「集団精神療法においては，個人精神療法におけるように，治療者との関係によって治療過程が進行するだけでなく，メンバー同士の複雑な相互作用の中で，治療的共感，示唆，介入，支持などの機能が働くことが重要であり，また集団内相互作用を通じて，自己の問題点が，集団反応として可視的・実感的になってくることが重要である」としている。

対人関係論に基づく集団精神療法の立場から，ヤーロム[5]は，バイブルとも称されるその著書 The Theory and Practice of Group Psychotherapy において，11の一次的治療因子を挙げ，同書1〜4章で詳細に議論している。以下に要約する：

(1) 希望が徐々に注入されること：他のグループ・メンバー達，とくに自分と似た問題を抱えたメンバーが変化する場に立ち合うことによって，自分も変わることができるという希望を持つ。

(2) 普遍性：自分だけがこんなに恐ろしく，他人からはとうてい受け入れられないような問題や考え，衝動，想像を抱えているのだと思い込み，孤独を感じていたクライエントが，他のメンバーの話の中に自分と共通するものを見付けることによって，人間としての連帯感を持つようになる。

(3) 情報分与：治療者から，精神的な健康や病理，あるいは一般的精神力動に関する知識を与えられ，また，治療者や他のメンバーからの助言，示唆，直接的手引きが伝達される。

(4) 愛他主義：メンバーが，ギブアンドテイクの一環としてでなく，本心からの行為として他者に与えることによって，自分が他人にとって重要であることを発見し，その新鮮な体験が自己評価を高める。

(5) 修正反復：メンバーはそれぞれが人生初期に属していた家族において行われていた相互作用をグループの中でも繰り返そうとする。しかし，精神療法のグループにおいては，メンバーの役割はつねに吟味に曝され，関係の持ち方を研究して新しい行動を試すよう勇気づけられる。セラピストや他のメンバーたちとの間で解決していくことによって，長い間未完となっていた仕事が徹底操作される。

(6) 社交技術の進歩：実社会で起き得る状況を，グループの中でロールプレイによって予行演習することができ，また，他のメンバーの率直なフィードバックによって社会的な不適応行動や，有効な行動について学ぶ。

(7) 模倣行動：グループ内の治療者や他のメンバーの効果的な行動を見てそれを模倣する。真似そのものはすぐに消えるかもしれないが，凝り固まっていたメンバーが新しい行動を試してみることによって，適応の方向へと，螺旋状に循環しながらも，発進することになる。

(8) 対人関係からの学習：メンバーが，そのグループを十分に安全で支持的であると感じ，十分な関わりと正直なフィードバックが得られるときには，個人の過去の体験の外傷的影響を修正する修正感情体験が起こる。すなわち，メンバーが自分でリスクを引き受けたうえで対人的な強い感情を表現する。そのメンバーは，グループから共感的なフィードバックをもらいつつ，出来事を吟味し，ある対人感情や行動や，回避された対人的行動が不適切であったことに気づく。この過程によって，より深く正直な対人関係を持つ個人の能力が最大限に促進される。

　メンバーがおのおのの対人交流パターンを再演し，特有の病理や不適応行動が表現されることによって社会の縮図となったグループにおいて，互いのフィードバックを通して各人が対人関係における自分の行動パターンと責任に気付き，より健康な対人関係を持つために行動を変えることができる。また，グループで行動を修正して試し，力動的相互作用を体験することもできる。

(9) グループの凝集性：グループの凝集性とは，個々のメンバーにとってのグループの魅力である。すなわち，メンバーがそのグループを暖かで居心地がよいと感じ，そこに属していると感じ，グループを評価しており，逆に，他のメンバーからは自分が評価され，無条件に受容され支持されていると感じているということである。凝集性のあるグループのメンバーは，より自己開示的で，他のメンバーに対して受容的かつ支持的である。

(10) カタルシス：メンバーが互いに強い感情を表現し，聴いてもらうことによって起こるカタルシスは，支持的に結びついたグループにおいては個人にとってもより有効で，またそうした強い感情を正直に取り扱うことによってグループも互いに強く結びつく。

(11) 実存的因子：個人は精神療法の過程を通して人間存在の本質的問題について以下のことを学ぶ。

　　a) 人生は時に不当で不条理であること。
　　b) 人生の苦しみや死から逃れる道など究極的にはないのだということ。
　　c) どんなに他の人達に近付いても，自分の人生には一人で向き合わなければならないのだということ。
　　d) 自分の生と死の基本的問題に向き合い，些事にとらわれず，自分の

人生をより正直に生きること。
e) 他人からどんなに手引きや支持を得たとしても，自分の人生の生き方には最終的に自分で責任をとらなければならないのだということ。

　人間存在の永久の葛藤は，所与としての死，孤独，自由，無意味と一体のものであるとする実存的アプローチによって，メンバーは，他人から受けることのできるサポートや指導には限界があり，グループの運営や自分自身の生活の仕方についての基本的責任が自分にあることを見い出し，また，他人に近付くこともできるが，それでもなお，存在に伴う本質的孤立があることを学ぶ。そして，これらの問題のいくつかを受け入れるとき，自分たちの限界に，率直さと勇気をもって直面することを学ぶ。集団精神療法におけるメンバー間の親密な出会いは，それが，厳しい実存の現実に直面してもなお，今「共にある」ことをもたらすがゆえに，本質的な価値があるのである。

4. 短いまとめ

　ヤーロム[6]は，「グループは，apartnessという語の二重の意味をよく表している。私達はばらばらで，ひとりぼっちで，互いに離れている（apart from）けれども，互いに一部（a part of）」なのであり，そして，人間として生きることに不可避的に伴う実存的問題に，メンバーとともに直面する治療者としてできることは何かという問いの答えは，「いること to be」という言葉の中にある，と述べている。

文　献

1) 近藤喬一，鈴木純一編：集団精神療法ハンドブック，p.70.，金剛出版，東京，1999.
2) Morton A. Lieberman, Irvin D. Yalom, Matthew B.Miles, Encounter Groups：First Facts, p.120, Basic Books, New York,1973.
3) 鈴木純一：集団精神療法ハンドブック，Pp.80-81. 金剛出版，東京，1999
4) 加藤正明，他編：精神医学辞典，p.343，弘文堂，東京，1992.

5) Yalom,I.D.：The Theory and Practice of Group Psychotherapy,Pp.1-105, Basic Books, New York,1995（the fourth edition）.
6) ibid.,p.96.

（島田涼子）

第10章　森田療法

　森田正馬は，次のように述べている。
　病気を治すのは，その人の人生をまっとうするためである。生活を離れて，病気は何の意味をもなさない。近来医学がますます専門に分かれることと，一方には通俗医学の誤った宣伝とのために，医者も病人もともに人生ということを忘れて，ただ病気ということだけに執着する。その結果，俗にいう「角をためて牛を殺し」，「ニンジンを飲んで首をくくる」ことが，いかに多くなったかということは，まことに悲しむべきことである。

　これは，「神経質の本態と療法」のなかに森田正馬が記した序文からの抜粋である[1]。今日ほどには医学の専門分化が進んでいない昭和2年にあって，今日の医学の状況を見通したかのような一節である。このような森田正馬の医療観は，全人的医療を唱える心身医学にとって，学ぶべき多くのものを持っているのである。

1. 森田療法の成り立ち

　森田療法の成立過程を，大原らの文献[2,3,4]をもとに概説する。
　森田療法は，森田正馬が，1920年代に確立した日本独自の精神療法である。森田は，1902年に東大を卒業するとまもなく，巣鴨病院（都立松沢病院の前身）に赴任した。そこで森田は，女性患者に対しては編み物，男性患者には写字などの作業をさせるという試みを始めている。この作業は治療というよりも，病院内の患者の無聊の苦しみを救いたいという心情からでたものだったが，この作業療法の経験が後の森田療法のヒントになっている。また，あるとき森田

の知人に，微熱があり，肺炎を疑われている人物がいた。彼は痔が悪い，神経衰弱があるといって，仕事もしないで無為な生活を送っていた。森田は転地療養の目的で自宅の空き部屋に彼を寄宿させた。彼は，健康人らしい生活を送るうちに1ヵ月ほどで症状が消失し，健康を回復した。このことから，森田は，家庭的な環境のなかで患者を治療するヒントを得たといわれる。

これらのほかにも，森田は当時神経症に効果があるとされていた多くの治療法を自ら試みている。ブロム剤，燐・砒素剤，亜鉛チンキなどの内服，ヌクレイン酸ナトリウム，リンゲル，臓器製剤などの投与，ビンスワンガー（Binswanger,O.）の生活正規法，デュボア（Dubois, P.）の説得療法などを彼は試みている。そして試行錯誤を重ねながら，次第に，今日森田療法といわれる治療法を作り上げていった。森田はその生涯を通じてより効果的な神経症の治療法を模索し続けていた。

また，森田療法という呼称は森田自身の命名ではない。森田自身は，家庭的療法，体験療法などといっていた時期もあるが，最後には，「神経質に対する特殊療法」と呼んでいた。下田光造の弟子である中脩三（なかしゅうぞう）が，ドイツのデュッセルドルフに留学中に，日本の精神医学とりわけ森田正馬の神経質に対する特殊療法について講演する機会があった。これがドイツの医学雑誌に掲載され，森田正馬の精神療法が日本に逆輸入され「森田療法」と呼ばれるようになった。

以上は，大原らの文献[2,3,4]よりまとめた。

2. 森田療法の理解に必要な専門用語について

森田療法では，独特の言葉が数多く使われる。たとえば，禅に由来することばがしばしば用いられている。「一波を以て一波を消さんと欲す，千波万漂交々起こる」「心は万境に随って転ず，転ずるところ実に能く幽なり」，などである。こういった言葉は，理解して治療で実際に患者と関わる場合には，とても有用であり，患者と治療者の共通語として意志の疎通を円滑にしてくれる。しかし，初めて森田療法に接するものにとっては，森田療法を難解だと感じた

り，理論的でないと感じたりする要因になりかねない。

ここでは森田療法を理解するうえで必要な用語を，文献[2,3,5]をもとに紹介する。

1) 生の欲望

「生の欲望」は森田療法のなかの重要な概念のひとつである。大原ら[2]によると，森田はこの言葉を，厳密な説明を必要としない，それでいて誰にでも理解できる，いわば公理として用いた傾向があり，少なくとも次のような考え方が含まれているという。

①病気になりたくない，死にたくない，生きたい，②よりよく生きたい，人に軽蔑されたくない，人に認められたい，③知りたい，勉強したい，④偉くなりたい，幸福になりたい，⑤向上発展したい。

森田はこれらを「生の欲望」と総称した。大原ら[2]によれば，森田は「生の欲望」と「死の恐怖」とは同一のもので，同一のことがらの表裏両面観であると考えていた。以上のように，森田の唱えた「生の欲望」はかなり幅広い意味を含んでいるが，森田は常識的・平易な自明の概念として用いていた傾向が強かった。

長山[8]は，漠然と用いられてきたがしかし重要な概念のひとつである「生の欲望」を3つに分類して考察しているが，それは本稿の「森田療法の治療原理」のなかで紹介する。

2) ヒポコンドリー性基調

大原ら[2]によれば，森田は神経質が発生してくる基礎にある共通した精神的素質を想定し，これをヒポコンドリー性基調と呼んだ。ヒポコンドリー性基調は森田の仮説的な設定であるが，これは素質的なもの，生来的なものであるというものの，不変ではなく，親の養育態度などの環境因によって変化しうるものであるとされる[2]。

阿部らのまとめによると[5]，高良は，ヒポコンドリー性基調を広義に解して，「自己の心身の状態が，自己の生存状不利であると思う不安気分，換言すれば，自己の現在の状態を持って環境に順応し得ないという不安（適応不安）である」

と規定している。

　以上のように，森田が提出したヒポコンドリー性基調の概念は，必ずしも明確ではない。森田神経質発症の素因と大きくは捉えることが出来る。そして，ヒポコンドリー性基調がもっている不安感情のエネルギーが，精神交互作用その他の精神病理過程を生じさせる原動力となっている。

3）外相整いて内相おのずから熟す

　外側を健康人らしくすれば，すなわち，行動面を健康人らしくすれば，内側すなわち症状を抱えた患者の精神面も健康になれるという意味である。神経症の患者は，「この症状さえなければ……」というせりふを必ずといってよいほど口にする。症状さえなければ健康人の生活に戻れると考えているのである。この点では神経症も心身症も共通することが多い。しかし，それではいつまでたっても健康人の生活は望めない。「気分はそのままにして，まず健康人らしく振る舞うことである。そうすれば，気分は自然に健康人らしくなってくる[3]。」これは，森田療法の治療の最も基本的な姿勢を表す言葉である。

4）行動本位

　大原によれば[3]，行動とその実績こそ，その人を価値づけるものである。いくら立派なことを考えていても，人のものを盗めば盗人である。これとは逆に，いくら悪いことを考えていても，人助けをすれば立派な人間と見なされる。世間の評価とはそんなものである。「考えるよりも行動」である[3]。

　このように，気分や症状はそのまま受け入れて，やらなければならないことに向かって行動する生活態度をいう。

5）気分本位

　気分は日によって，環境や状況の変化によっても容易に変化するものである。自分の思い通りにはならない気分に従って，その日，その時の行動を決める生活態度を気分本位という。神経症患者の多くにみられ，森田療法では「思い通りにならない気分は，そのままにして，自分の思い通りになる行動を重視していこう」というアプローチがとられる。

6) 目的本位

　神経症の患者は一般に何らかの葛藤状況から逃避する手段として症状を発展させている。こういった病理を持つ患者に対して,「今やるべきことは何か」という目的を問うのは大変厳しい態度であり,精神分析でいえば直面化に当たる。森田療法でいう「目的本位」人生目標といった大きな目的というよりは,作業をきちんとやり遂げること,といった目前にある現実的な目的としての意味合いが強い。症状はそのままに,やらねばならない目的をまっとうすることに力を注ぎなさい,という意味である。入院当初の単純な作業から,退院前には社会復帰に向けてのより大きな目的へと目的の意味も大きさも,治療経過が進むに連れて変化していく。

7) あるがまま

　大原によれば[3],気分や症状は起こってくるままに受け入れ,しなければならないことを目的本位にやっていくこと,を意味し,不安が起こればその気分のままに行動するという意味ではない。

8) 思想の矛盾

　岩井らによれば[5],「かくあるべし」という思想と,「かくある」という事実の矛盾を示す。神経症的パーソナリティの者は,一般に要求水準が高く,完全欲が強いので「かくあるべし」という高い理想を求める気持ちが強い。一方で「かくある」という現実は無視しがたく,両者の間の矛盾に悩むことになる。たとえば,人前では常に堂々としていなければならないというような理想と実際の自分との矛盾である。このような矛盾は精神交互作用と並び症状形成を促進する。

9) 森田神経質

　森田は,心因性疾患を,1)神経質,2)ヒステリー,3)心因反応(反応性うつ病,分裂病様反応,その他)に分類していた[1]。このうち森田療法の治療対象とされたのは「神経質」である。大原ら[2]によれば,森田は,正常者と神

経症との間には連続性があり，神経質者はあくまでも精神病者とは異なると考え，「神経質」ということばを用いた。一方で森田は，一つの性格特徴としても「神経質」ということばを使い，高良は，神経質を神経症の一型と考えこれを「神経質症」と呼んだ。大原らは[2]，これらの用語上の混乱を避けるために，森田のいう「神経質」，高良のいう「神経質症」を森田神経質と呼ぶことを提唱し，現在ではこの「森田神経質」という言葉が広く使われている。

3. 入院森田療法

　森田療法の最大の特徴は，症状を治して欲しいと医師のもとを訪れる患者に対して「症状はあるがままに受け入れてやるべきことをやっていくこと」と説くところである。この根本理念を理論でなく習慣として体得するために入院森田療法がある。森田療法の原法は入院森田療法である。

　森田によれば[1]，入院森田療法は4期に分けられる。すなわち，第一期：臥褥療法，第二期：軽い作業療法，第三期：重い作業療法，第四期：複雑な実際生活である。この第一期と第二期は，全く面会を謝絶した隔離療法であって第四期になってはじめて外出を許すようになる，とされている。今日では，施設によって違いはあるが，おおむね，第一期：絶対臥褥療法，第二期：軽作業期，第三期：普通作業期，第四期：入院治療総仕上げ期，のように分けられている。

1）絶対臥褥療法

　第一期は，今日，絶対臥褥療法と呼ばれることが多く，期間は1週間が普通となっている。この期間は，個室に原則として安静に臥床させる。洗面，歯磨き，食事，排泄，といった生活に欠かせない基本的なこと以外は禁止し，読書，テレビ，運動，散歩などの気晴らし行為は一切禁止する。絶対臥褥中の医師の回診は，1日1回程度で，ごく短時間に済ませるように心懸ける。この期間は，森田によれば[1]，患者の臥褥中の精神状態を観察することで診断上の補助とするという意味や，安静によって心身の疲労から回復させるという意味がある。

たとえば，破瓜型分裂病の初期であるならば，絶対臥褥期の規定を守ることが出来ず，臥褥中に種々の分裂病症状が現れてくる。あるいは，平気でいつまでも寝ていられる患者もみられる。パーソナリティディスオーダーの患者であれば，臥褥期を全うできないこともしばしばである。森田神経質患者の多くはなんとかこの期間を乗り越えることが出来る。この期間は，森田療法のなかでももっとも苦痛の大きい期間であり，気晴らし行為が出来ない患者は，煩悶しながら苦痛に耐える。

大原のまとめ[3]によると，絶対臥褥療法の目的は，①破瓜型精神分裂病や意志薄弱性精神病質，うつ病などとの鑑別，②心身の安静，③煩悶即解脱への導入，④「生の欲望」をかき立てる，ということになる。森田は感情について，①感情はそのままに放置しておけば消退していく，②感情はその衝動を達成すれば頓挫し消失する，③感情は同一感覚になれるに従って鈍麻する，④感情は新しい経験によってこれを体得し，その反復によってますます養成される，と述べている。絶対臥褥期は，まさにこの感情のさまざまな様態を患者に凝縮した形で体験させる時期だといえる。ここに出てくる，「生の欲望」については，本稿の「森田療法の理解に必要な専門用語について」で詳述したので参照されたい。

臥褥療法中の経過については，いくつか報告[7][8]があり，個人差はあるが，典型例では，第一日は，これまでの煩わしい日常を離れて心身共に安静を保つことが出来，食欲もかえって増進する。第二日には，患者は，自然に空想がおこるようになり，自分のこれまでの人生を振り返ったり，病気のこと，将来のことに関するさまざまの連想がおこる。森田はあらかじめ患者に「もし空想や煩悶がおこって，苦しいようなことがあっても，けっして自分で気を紛らせる工夫をしたり，煩悶を忘れよう，破壊しようとすることを一切やめて，成り行きのままに空想し煩悶し，あるいはむしろ自分から進んで苦悩する。もし苦痛に耐えないようなことがあっても，ちょうど歯痛や腹痛をしのぶように，じっとこらえていなければならない。煩悶を理屈や思想で抑制しようとするよりは，むしろ直接にこれを忍耐する方が早道である」というような注意をしている[1]。絶対臥褥期も後半になると患者は退屈するようになり，この時期は，無りょう期と呼ばれる。

森田[1]は，絶対臥褥期に体得されるべき態度を「煩悶即解脱の心境」として以下のように述べている。

　苦痛，煩悶に対して，自分でこれを除去しようとする努力は，禅の言葉に，「一波をもって，一波を消そうとすれば，千波万波，こもごも起こる」といってあるように，その心はますます錯雑紛糾すべきはずのものである。この臥褥中の患者の煩悶は，その煩悶がはげしいほど，かえって治療の目的は適切に達せられるのである。患者がその苦痛の極みに達するときには，わずかな短時間の中に，その苦痛は，自然にたちまち跡形もなく消え去って，ちょうどはげしい疼痛が急になくなったときのように，急に精神の爽快を覚えるようになるものである。私はこの心境を名づけて煩悶即解脱というのである。決して一点の思想によるものではない。まったく感情の急激な消失によるもので，感情の自然の経過である。

2）軽作業期

　第二期は今日，軽作業期と呼ばれている。この期間は，1）患者の種々の症状や不快な気分はそのまま静かに堪え忍ばせること，2）患者の心身を退屈にさせてその自発的活動すなわち運動作業欲を促すこと，3）臥褥前と違って見えるであろう周囲をよく観察させて，生きていることの充実感，幸福感を体験させること，などが目的である。またこの時期から日記を書くことをはじめさせる。第二期の期間はおおよそ，2〜7日である。

3）重作業期，中作業期，普通作業期（第三期）および入院治療総仕上げ期（第四期）

　第三期，第四期は，今日，重作業期，中作業期，普通作業期とさまざまに呼ばれる。期間や内容も施設によって多少異なる。基本的には，1）作業を通して症状があってもやるべきことを行うことができるという自信と習慣の体得，2）集団生活を通して自己洞察を深め新たな気付きを得ること，が目的である。
　森田[1]によれば，第三期は，知らず知らずのうちに作業に対する持久力，忍耐力を養成し自信をつけさせ，仕事に対する成功の喜びを反復させる時期であ

る。患者は，次々に課題をこなしているうちに多忙を感じるようになる。そして第四期を，実社会に戻るための訓練期と位置づけている。

4. 外来森田療法

　森田療法の治療の鉄則は「気分はあるがままに受け入れ，やるべきことを目的本位・行動本位にやる」ということである。この治療原則に従うと，外来式療法でも，通信指導でも森田療法は可能である。実際に森田正馬は外来でも森田療法を施行していた。しかし，外来で森田療法を行う場合，入院とは異なったいろいろな問題も生じる。大原[3]は，外来森田療法の問題点として以下のようなことをあげている。

① 入院療法では治療環境が整っているので，患者に不問療法的に接することが可能である。外来でそれをやると，脱落例が多くなるので，諸種の心理テストを施行し，森田神経質であることを科学的に説明することが大切である。

② 数多く出版されている森田療法に関する啓発書の中から，その患者に適切な本を選び，あらかじめ読ませて，症状が発現し，固着している状況を自覚させることが大切である。治療によって改善していく様子がわかると患者が安心するので，症例が掲載されている本の方がよい。

③ 症状は強い完全欲，生存欲の反映であることを十分に説明し，自分自身の心身の変化に向けられている精神的エネルギーを勉強や仕事など，外へと方向転換をすることが大切であること，それには観念的に頭で理解するのではなく，行動を通して身体で解決すべきであると指導する。

④ 不安は誰にでも存在することを説明し，不安を非建設に浪費するのではなく，実生活に生かすべきだと指導する。不安から逃げず，また戦わず，不安はあるがままに受け入れ，目的本位の生活をすることを説く。

⑤ 時間は多少かかることがあっても，言われたとおりにすれば必ず治ることを確約する。しかし，言われたとおりにしなければ治らないことを納得させる。

⑥ 病気というよりも悪い生活習慣が身についているので，それを治すのは本人

自身であることを折にふれて説得する。

⑦症状について愚痴を言ったり，こぼしたりしても症状は消えない。それどころか言えば言うほど悲しくなることが多い。家族や友人たちに病気の話をしたり，愚痴を言うことを中止させる。

さらに，大原[3]は，外来森田療法でも日記指導が大切であること，家族の協力が得られる場合は家庭で患者を指導する立場を患者の家族に与えること，脱落しかける症例には抗不安薬などを併用すること，しかし薬はあくまでも補助的なものであると説明すること，などを述べている。

岩井らは[5]，外来における森田療法の前提として，入院療法の場合と同様に森田神経質の機制を満足させるものであること，をあげている。このためには，神経質素質を有すること，ヒポコンドリー性傾向のあること，「かくあるべき」という「思想の矛盾」を持つ患者であること，さらに自己の心身の現象に不安な注意を向けることによってその現象が拡大され，さらに注意が自身に向かって悪循環を形成する精神交互作用のメカニズムによって症状が形成されていることなどの条件が満たされ，しかも「生の欲望」を前提として治癒したいがために深い葛藤を持つものが治療の対象としてまず選ばれなければならない，としている。

外来における個人的森田療法の基本的指導方針は，大原[6]によれば，「あるがまま」で，「気分はあるがままに受け入れ健康人らしく行動本位に生活しなさい」「外相整えば内相自ら熟す」といったアプローチを入院森田療法と同様に面接ごとに強調することが大切である。

日記指導も，入院治療同様に有用である。日記を通して患者の生活内容が把握でき，日記から具体的内容を取り上げることができる。ともすると抽象論に陥りがちな生活指導をより行動本位なものにすることができる。

5. 森田療法の治療原理

森田療法の目標は，「とらわれ」から解放され，「あるがまま」に現実を受け入れて行動できるようになることである。森田神経質の患者は知的には理解力

は高く，理論的な議論になると，しばしば治療者の上をいく。しかし，頭で多くの知識を持っていても，それを実践することが難しいのである。入院での集団生活を通して，ひとりでは，あるいは机上ではとうてい体得することの出来ない行動習慣，物事への向き合い方を，患者は身につけていくのである。以下に，森田[1]，大原[3]，田代[9]，長山[10] らの文献をもとに，森田療法の治療原理を紹介する。

1) 森田神経質の発症過程について

　森田は，病 ＝ 素質 × 機会 × 病因 という式[1]で，森田神経質の発症過程を示している。

　以下に，大原らの文献[3]をもとに森田神経質の発症過程を概説する。森田のいう素質とは，ヒポコンドリー性基調のことである。これは，森田が想定した，神経質が発生してくる基礎にある共通した精神的素質である。機会とは，何かにつけて自分の体のことや，病気について気に病むようになったきっかけである。病因とは，頭痛，消化不良，寝過ぎて頭が重い，鼻の先が見えて気になる，人前で緊張する，などの当然誰にでもありうる経験のことである。そしてある感覚に対して患者が注意を集中すればするほど，ますますその感覚は鋭敏となってますますその方向に注意が固着され，症状は発展していくという。この過程を精神交互作用という。つまり，注意の集中→ 感覚の鋭敏化→ 意識の狭窄→ 注意の集中という状況を生じるのである。そして，この袋小路に入り込んだ状態を「とらわれ」という。この状態を，そんなに気に病んでいなければ症状は生じない。ここで，「思想の矛盾」が問題になってくる。思想の矛盾とは，「かくあるべし」という思想と「かくある」という事実の矛盾のことである。思想の矛盾を知的に解決しようとすると，精神の拮抗作用が生じる。精神の拮抗作用とは，たとえば，自分が好ましく思っていない相手のことを無理に好きにならなければならない，と考えはじめると，それにとらわれてしまい，精神交互作用の過程に入ってしまう。以上は，大原らの文献[3]をもとに概説した。

2) みせかけの防衛単純化

　森田神経質の患者には，ある環境に適応できないという不安があるとき，不安感情を一定の対象に向け，的をひとつに絞って処理しようとする防衛機制が認められるとされ，これは，高良によって「みせかけの防衛単純化」と呼ばれた[5]。

3) 目的本位の態度の実践による治療

　精神交互作用，見せかけの防衛単純化といった森田神経質者の陥った病的過程に対して，森田は，症状を治そうという一切の手段を放棄し，症状はあるがままに受け入れて，目的本位の生活を送ることを説いている。症状を治すことを目的に来院する患者に対して，症状はあるがままに，社会生活，仕事を全うすることを第一の目的にするように説明し，目的の変換を図るのである。はじめのうちは，「納得できない」という患者も少なくないが，入院生活が進むにつれて，知的な理解より先に，生活態度の方が先に変わっていく。さらにこの生活態度は，3ヵ月間の入院期間だけで終わるのではなく，退院後も日常生活の中で実践していくことが重要である。入院はあくまでも森田療法的な生活態度，考え方を学ぶ始まりであって，入院生活で学んだことを退院後も続けていくことが重要なのである。

4) 森田療法の作用部位について

　森田療法の作用部位について，田代の文献[9]をもとに概説する。
　田代によると，森田のいう神経症は，認知されたものがその評価を受けその評価に基づいて意志が行動を決定するが，この情報の流れが最終過程で停止している状態である。これは，「かくあるべし」という理想の希求と「かくある」という現実との間の「思想の矛盾」によって発生している。この葛藤状況は不安を引き起こし，逃避の防衛機制が働くようになる。田代は，森田療法では，まず，意志の力を借りて症状に注意を向けることを中止すること，すなわち「精神交互作用の遮断」から情報の流れの修正が始まると述べている。注意を作業に向けると同時に作業をするに当たって「気分本位」の態度を改め，「目

的本位」に作業を行っていく。その結果，価値に関しての感情が滅却され，「かくある」現実を正しく認知することが可能となり，「思想の矛盾」が解消されるのである。

以上は田代の文献[9]よりまとめた。

5）森田療法に治療機序における「居場所」の重要性について

長山[10]は，これまで難解とされてきた森田療法の治療理論を詳細に分析しているので以下に紹介する。彼は，従来漠然と用いられてきた「生の欲望」，「あるがまま」の概念を整理し，それを「居場所」との関わりの中で用いて，森田療法の治療機序を説明している。

長山によれば，「生の欲望」は以下の3つに分類される。①観念的な向上欲に固着する結果，逆にそれが患者自身を拘束する力として働いている状態を意味する，「観念的な生の欲望」，②生命力としての生の欲望，③治療目標として使われる「柔軟な向上欲を含む生の欲望」である。

そして，これら3つの「生の欲望」に対応して，3つの「あるがまま」が定義される。①治療上の戦略としてのあるがまま（観念的な生の欲望と関連する），②治療の中間的な段階としてのあるがままになりきること（生の力と関連する），③柔軟な向上欲を含む治療目標としてのあるがまま（柔軟な向上欲を含む生の欲望と関連する）である。

さらに長山は，森田療法の治療過程の中で「居場所」が重要な役割を果たしていると述べている。彼のいう「居場所」とは，そこにいるだけで何となく気が安らぎ，言葉を越えて受容されていると感じられる親密な空間や場という意味である。

先述の第二の「あるがまま」は，患者が最終的に至るために通過する必要のある中間段階としての「あるがまま」である。患者は受容的な治療空間に一体化し，作業での葛藤体験を通して防衛的な態度が弱まり，症状を「あるがまま」に受け入れられるようになる。こうしたときの患者は一種の退行状態にある。長山によれば，この状態の中で患者が不満や依存感情を表に出さず自発的に仕事に取り組む態度を身につけることで，社会生活のなかでの患者の「居場所」が広がっていく。

6. 森田療法と心身医学

1) 森田療法の治療対象の変遷

　森田療法は，対人恐怖など主として神経症患者を治療対象としており，とりわけ森田神経質を主たる治療対象としてきた。治療対象を明確にすることで森田療法の治療効果を上ることは，当時としては恐らく重要なことであったと思われる。しかし，今日では，森田療法はわが国独自のすぐれた精神療法として医学の世界で広く認められ，また，近年は，典型的な森田神経質者は少なくなったといわれている[11]。このような状況下で，森田療法の適応を拡大することで，森田療法の発展を図ろうとする動きも少なくない[2,11]。精神科領域では，寺田ら[12]が，神経症患者のなかに少数の精神分裂病患者が加わることによって，両者が互いに援助の仕方・され方を集団の中で学ぶ機会を作ることが出来ると報告し，北西ら[13]は，境界例患者の心性が不問技法と相容れない面を持つとしながらも実際には境界例水準の患者を数多く治療していると述べている。

　このような傾向は精神科領域にとどまらず，今日では，心身症とその周辺領域でも報告がみられるようになった[14,15]。石川は，森田正馬を心身医学に大きな足跡を残した精神科医と評価し，森田療法を，心身医学の理論的バックボーンのひとつにあげている[16]。心身医学の草分けの時代から森田療法は，心身医学にとって重要な治療理論だったのである。最近の日本心身医学会総会（東京）でも，パネルディスカッションのひとつに取り上げられ[17]，森田療法は今日，心身医学領域で注目されている。

　以下に，森田正馬の著書に登場する心身症症例を挙げ，最近報告されている心身医学領域への森田療法の応用について紹介する。

2) 森田正馬の心身症治療例

　森田正馬は神経質を普通神経質，発作性神経症，強迫観念症の3つに分類し，普通神経質の例として，24歳の便秘と胃アトニーの症例，45歳の渋り腹と粘液便に悩む症例を挙げている。普通神経質については以下のように解説している[1]。

普通神経質は，固有の神経質で，神経質の狭義のものといってもよい。ある学者は，神経衰弱症を脳性，脊髄性，その他心臓性，消化器性，生殖器性とか，さまざまに分けたことがあったけれども，これは単に机上論的の，外形の分類であって，病気の性質の上にも，治療の上にも，大きな意味はない。これは単に患者がある機会から特にその症状に執着するようになったというだけである。

3) 心身医学領域への応用（総論）

心身症とその周辺領域への森田療法は，外来での応用例の報告が多い[14]。樋口[14] は，主として外来で心身症患者に森田療法を試みており，外来森田療法の治療目標を，患者自身の感情の肯定と現実生活への努力が治療の2大目標であるとしている。その要領は，気分本位と理想本位の生活をやめさせ，多くの場合，もとの仕事に従事させたまま，治療を進めてゆくと述べている。彼によれば，心療内科領域では，森田療法は，森田神経質とくに心気症，発作性神経症に適応例が多く，その他，身体疾患に神経質が合併して心身症の病態を呈しているものに有効である。しかし，意志薄弱で治療意欲のないもの，ヒステリー，病識のないもの，などは原則的には適応外であるとしている。

筆者が経験した痙性斜頸の患者は，通院を始めてしばらくたって，「首が曲がっていても良いと思って人前で話したり，本を読んでいたりすると却って首は楽になる」と語った。特に森田療法的アプローチを意識していた患者ではなかったが，治療経過のなかで自然に患者から語られた言葉である。森田療法の知識がなくとも，多くの心療内科医はこういった観点から外来で患者を指導しているのではないだろうか。

技法的には，立松ら[15] によると，森田理論をほぼそのままの形で心身医学に持ち込む試みと，森田療法の治療的戦略の大筋はそのままに多少の修正を加え多様な心身医学分野に応用しようとする試みの大きく二つに分けられる。立松らは[15]，前者の代表として古閑[18]，樋口[14] らによる内科，心療内科外来領域での森田療法的アプローチをあげ，後者に属するものとして，伊丹[19] が担癌患者のセルフコントロールのプログラムに森田療法的アプローチを組み込んだ「生きがい療法」をあげている。古閑は，森田療法を「再教育」として位置づ

けた上で，症状の成り立ちに何らかの森田機制を認める心身症患者に対する指示的，教育的な接近を試みて一定の成果を収めている[18]。その内容は，森田機制の説明と現実に即した事実本位の生活態度を実践，体得させるべく指導，指示するもので，樋口[14]はこれを補助する意味で日記指導と読書療法を併用している。

　一般内科で森田療法的アプローチを取り入れる試みもなされている。田部田は[20]，ターナー症候群の診断を受け，抑うつ的となり，自殺企図も見られた症例に対して森田療法的アプローチを取り入れた症例を報告し，一般内科病棟で多くの患者が抱える不安に対して森田療法が有効であると述べている。

4) 過敏性腸症候群，慢性疼痛，コンサルテーションでの応用

　過敏性腸症候群については，金沢[21]らの報告がある。金沢らは，絶食療法との併用で過敏性腸症候群に森田療法を応用している。

　慢性疼痛への応用については，芦沢ら[22,23]，梅野ら[24]の報告がある。芦沢らによれば，慢性疼痛では，疼痛のある部分にその原因を求め，その原因を取り除こうとする努力が逆に疼痛の慢性化を強化しているという，精神交互作用による症状形成の理解が有用であると述べている。そして，このような患者に森田療法的アプローチを行うことによって，疼痛を除去する治療から，疼痛へのとらわれを治療対象とするという治療構造の変換が可能であると述べている。梅野らは，交通事故後の慢性疼痛の一症例を通して，「目的本位の行動態度」を重視し，実生活の充実を志向する森田療法が，慢性疼痛患者に対しても有効であることを報告している。

　コンサルテーション・リエゾン活動の中にも，森田療法を取り入れる試みがある。黒木らは[25]，精神科医が身体科から依頼を受けた，くも膜下出血術後の患者，全身性ループスエリテマトーデスの患者に対して，森田療法の理論をもとに考察している。そして，身体疾患に重層する森田神経質症状を鑑別し，患者の困難を森田機制によって理解していくことの重要性を説いている。

5) 摂食障害患者への森田療法の応用

　筆者らは，摂食障害患者のへの入院森田療法の治療経験をまとめ，次のよう

に報告した[26]。治療への導入については，極端なるいそうをみとめないことは最低限の条件と考えられ，治療動機が明確なことも治療継続の上では重要であると考えられた。途中治療を脱落した症例は，治療への理解が乏しく，治療への動機付けも弱い傾向にあった。一方，入院治療を全うした患者は，作業やグループ内での役割に積極的に参加していた。グループ内での役割を持つことは，長期の入院生活に馴染まない過食を伴う摂食障害患者の居場所の設定を容易としていると考えられた。また，入院生活を通してさまざまな役割の経験は，患者にとって，それまでの社会生活で得られなかった自分を肯定的にとらえる経験となり，その後の社会生活に向けての自信につながっている。

このほか，摂食障害への森田療法については，いくつかの症例報告[27～30]がある。鷲塚ら[27]は，腹部膨満感，下肢のむくみ，便秘などの心気的訴えが強く，森田のいうヒポコンドリー性基調が形成されたこと，また生活史から森田神経質と考えられたことなどから森田療法に導入し，良好な結果を得ている。また田原[28]は，行動化を伴う神経性無食欲症に対して隔離室を組み込んだ森田療法的アプローチを試みている。

渡辺[31]は，摂食障害においては，森田療法の応用は可能ではあるが，一義的な適応ではないと述べている。そして，さまざまな治療プロセスのなかで最終的に目標とされるのは，人間性の事実，すなわち自己のありのままを受け入れていくという森田的な人間像である，と結んでいる。摂食障害患者，とりわけ過食を伴う患者は，ありのままの自己を受け入れていくことに困難を感じているものがほとんどといってもよい。そういう意味からも摂食障害患者への応用は今後重要な治療手段のひとつとなっていくものと考えられる。

7. 森田療法の今日の展開

1) 今日のわが国の森田療法

現在わが国では，森田正馬の原法に近い家庭的形態を保った施設の他，大学病院や精神病院など入院森田療法を中心に実践している施設，外来を中心に森田療法を実践しているクリニックなどで，森田療法が行われている。さらに一

般の方々が中心となって全国各地に組織されている「生活の発見会」がある。

「生活の発見会」主催の集談会は、施設ではないが、今日の森田療法を支える大きな力のひとつになっている。本部は東京の「生活の発見会」にあり、各地に支部が置かれている。患者として森田療法を受けた人だけでなく、森田療法に共鳴する人が集まって組織されている。この会は、自己紹介、互いの体験披露、先輩で治癒した人の話など、臨機応変に運営されている。岩井ら5)はこの会を、従来の森田療法の治療的「場」からも医学的診療形式からも離れた独自の形式を持つものとして評価している。

森田療法施設について概観した文献として、1986年当時の大西らの報告[32]がある。それによると、当時は、我が国で入院森田療法が行われている医療施設は、12であった。外来患者の性別には著明な男女差はなかったが、入院患者に限ると男性患者の方が女性患者よりもはるかに多かった。入院期間は2〜3ヵ月であった。

2) 海外での森田療法

中国では、北京医科大学精神科で催玉華、張苗花らが森田療法を実践している[33]ほか、天津中医学院第一付属病院、上海医科大学などで森田療法が行われている。催によれば[33]、中国では、過敏性腸症候群患者、神経症患者、大学での学生の心理相談、家庭内暴力のケース、と幅広く森田療法が取り入れられている。

アメリカ合衆国では東道研究所のReynolds[34,35]によって、カナダでは、ブリティッシュコロンビア大学のIshiyama[36,37]らによって森田療法が行われている。Reynoldsは、いろいろな技法を組み合わせ、不要な煩雑さを避けながらアメリカでの実際の治療に取り入れている。

8. 症　例

従来からの森田療法の典型例として赤面恐怖の患者を1例呈示し、心身症への応用例を2例呈示する。

1）グループ内での役割を経験することで自信を得た赤面恐怖の一例 （Aさん，25歳，男性）

診　断：社会恐怖（DSM Ⅳ）

現病歴：幼少時は活発な子供だった。中学生の頃，友人から赤面を指摘されたことをきっかけに，授業中など，人前で発言することを苦痛に感じるようになった。高校に進学後，その傾向は強まり，学校では友人も出来ずに孤独な生活を送り，自宅で音楽を聴いたり読書をすることが唯一の楽しみになっていった。高校を卒業後は，新しい環境でやり直したいという気持ちから上京し，新聞配達をしたり，工場で働き，ひとり暮らしを5年ほど続けた。しかし，工場での人間関係に行き詰まりを感じると実家に引き上げ，再びひきこもりの生活となった。家でも，食事の時間をずらして家族とほとんど顔を合わせずに暮らした。そんなある日，本で森田療法を知り，自ら希望してB病院に入院した。

経過：臥褥中はほとんど苦痛を感じることはなかったが，臥褥が明けて数日間は，不安のために大部屋に移ることが出来なかった。数日後にようやく大部屋に移ったものの，部屋ではほとんど同室者と会話することなく，緊張した面もちで，ひとり本を読んで過ごしていた。面接では，他人に暴力を振うのではないかという不安や，訳もなくイライラする気持ちが語られた。作業期にはいっても緊張は続き，グループにとけ込むことが出来ないまま，Aさんは，入院2週間目には退院を申し出た。このため，少量の抗精神病薬を内服し，一時治療を離れた後，作業に復帰した。B病院では，グループのまとめ役としてリーダー，その補佐役としてサブリーダーという役割が設けられていた。必要な会話以外は無理にする必要はないことなどを指導され，また，役割があった方がコミュニケーションをとりやすいだろう，という配慮から，Aさんは早い時期からこのサブリーダー役を担当することになった。Aさんは，普段の雑談は最後まで苦手としていたが，作業を指示したり，具体的な作業の割り振りの相談，などではリーダーシップを十分に発揮し，黙々と作業をこなした。退院間近にはリーダーも立派に務め，表情も明るく笑顔もしばしばみられるようになった。そして「赤面している気はするが，以前ほどには気にならなくなった」と語るようになった。

Aさんは，長年引きこもりがちの生活をしており，対人交流に極度の緊張を伴っていた。最後まで普段の雑談は苦手としていたが，必要な会話に関しては積極的に大きな声で話が出来るようになっていた。役割が与えられることによって，グループ内の人間関係や会話はある程度型にはめていくことが出来る。このような，グループ内の年齢の上下関係や，役割分担による明確な関係性が存在するなかで，Aさんの対人関係の再構築は可能になったと考えられる。

2）大学を中退後，自らの決断で進路を選んだ若者
（Bさん。20歳，男性，大学生）

診　断：鑑別不能型身体表現性障害（DSM Ⅳ）

現病歴：高校生のある時から，緊張すると嘔気を生じ食べ物を飲み込めなくなるという症状を生じるようになった。大学に入学したが対人緊張が強くひとの大勢いるところでは嘔気を生じ食事が出来ず，また，しばしば腹痛も生じ，大学に通うことが困難となった。症状が軽快しないまま病院を転々とし，次の目標も決まらずに過ごしていたある日，本を見て森田療法を知り当院に入院した。

経過：臥褥は，途中でやめたいと何度か考えながらも何とか終了した。作業期には作業には積極的に参加するものの，グループ内の人間関係でしばしばトラブルを生じていた。先輩格の患者から指導されたり注意されると反発を感じるが，その場では反論できず黙って従うが，後にスタッフやものに当たってイライラを表にするというパターンから，グループ内での人間関係にも不都合を生じていた。しかし，Bさんは，トラブルを生じる度にそれをきっかけとして，言いたいことが言えずに周囲についつい合わせてしまい自分を抑えて無理をしてしまうという自分の対人関係の特徴に次第に気づくようになった。入院当初，担当医に対して語ることが出来なかった悩みも，入院生活が進むに連れて次第に言葉に出来るようになっていった。そして，父親の希望に添って大学に進学したがそれは自分の本来の夢を抑圧してのことであったということをBさんは次第に自覚していった。退院後は大学に復学することなく，自らの決断で希望の進路を選んだ。

3）入院生活を通して自分を肯定できた摂食障害女性
　　（Cさん。27歳，女性，無職）

　診　断：特定不能の摂食障害（DSM Ⅳ）

　生活歴：4人同胞の第3子として生まれた。兄弟は皆成績優秀で積極的な性格であった。しかし，Cさんは教室では目立たない子だった。学校ではしばしば兄を引き合いに出され，周囲の期待に添えない自分に次第に劣等感を抱くようになっていった。

　現病歴：高校生のある頃から，心悸亢進，発汗，頻尿などの症状をきたすようになった。学校生活は緊張の場となり，友人関係にも支障をきたすようになった。やがてCさんはダイエットをはじめ，後には過食に転じた。学校も休みがちとなり，家に引きこもり過食し続ける日々が続いた。精神科での治療もうまくいかず，自分の行動の全てに自信がもてなくなっていった。そのころ，テレビで森田療法を知り，家族に勧められ入院した。

　経過：Cさんは入院当初から，森田療法に対しては懐疑的で，「この治療法で本当に良くなるのだろうか？」という疑問を抱えたまま作業に参加していた。森田療法に対する疑問から，何度か退院を考えたこともあった。入院後2週間ほどで，過食衝動が抑えられずに菓子類を過食するようになり，グループにもうち解けられず，作業も休みがちとなった。このため一旦は治療からはずれ退院も考えていた。しかし，グループを離れて外から仲間が黙々と作業に取り組む姿をみて内省の機会を得たことや，仲間からの暖かい励ましなどから，Cさんは，改めて森田療法に前向きに取り組んでみたいと考えるようになった。その後は積極的に作業に参加し，作業に取り組むことで過食衝動を和らげることが出来ることを実感していった。グループのまとめ役のひとつであるサブリーダーという役割もこなして，退院した。

　Cさんは，作業を通して習慣化した過食行動を是正し，日記を書くことで不安な気持ちを行動化せずに処理できるようになった。さらに，それまで兄弟に対して持っていた劣等感を，サブリーダーなどの役割をこなしていくことによってある程度修正し，自信につなげることが出来たと考えられる。

9. 森田療法が成立した日本の社会的文化的背景について

　これまでは，臨床に即した面から解説してきたが，ここでは臨床から少し離れて，森田療法と日本の社会的文化的背景についての考察を紹介したい。

　明治以降，近代の日本は，欧米を目標に近代化に努めてきたが，岸田[38]によれば，日本人の神経症の病理は，この近代化の過程と関係がある。彼によれば，近代の日本人は，強い自我，近代的自我を是が非でも確立しようと無理な努力を重ね，そのため，人情の自然な動きを「弱さ」と見なしその「弱さ」を否認し抑圧しようとした。そして，ますます自分を弱く感じ，強くなろうとする努力に駆り立てられてきた。森田正馬の神経症理論は，このような悪循環にはまりこんだ近代日本人の葛藤を出発点としていると岸田は述べている。このような心理を，土居[39]は「甘えたくとも甘えられない心」として論じている。彼によれば，森田理論の「とらわれ」の機制は，この「甘えたくとも甘えられない心」を出発点としている。

　また田代によれば[9) 40)]，それぞれの社会には，それぞれの宗教の影響を受けた文化があり，一方，精神療法の目的は，心の迷いを解決させるだけではなく，その文化の中で楽しく暮らせるようにすることでもある。その文化が持つ価値観に沿わない考えはその社会の中にあっては排斥される。このため，精神療法はその文化に沿った考えを指導し，沿わない考えを改めさせるという側面を持つ。我が国の仏教文化では，青年期に入って子供が自立しようとするときに，母親からの「分離不安」が強く生じる。自立に際しては，他人から信望を得たい，尊敬されたい，認められたい，という「他人や母親からの承認の欲求」が満たされていることに加えて，「自分が自分を承認する欲求」すなわち自信への欲求が満たされていることが必要であると述べている。

　さらに欧米の精神療法との比較からは以下のようなことがいわれている。岸田によれば[38]，弱い自我を克服して強い自我を確立しようとするのが欧米の精神分析療法であり，弱い自我を受け入れることを勧めるのが森田療法である。また，田代[9]によれば，西欧の多くの精神療法が対人関係を円滑にするための人格形成療法であるのに対して，森田療法は個人の才能を有効に発揮させ「自

分を生かす」自己実現療法である。欧米の精神療法のなかではフランクルの実存分析が森田療法に近いといわれている。フランクル[41]は実存分析のなかで,「意味への意志」ということを強調している。自らの生きる意味を問い直すということは,森田療法の「目的本位」に比べて哲学的で大きなテーマかもしれない。森田療法でいう目的はもう少し具体的で哲学的色彩はあまり帯びていない。しかし,目的を問うことによって健全な生活姿勢を取り戻そうとする方向性は同じである。

　森田療法の治療の場,少なくとも私の経験した森田療法の場には,古典的な日本の社会が生きていたように感じる。すでに入院している患者のなかからグループのまとめ役としてリーダーやサブリーダーが選ばれ,彼らを目標としたり,あるいは彼らに反目する形で,あとから入院してくる患者たちは自分の個性を表に出してくる。長幼の序に似たひとつの社会秩序があり,その社会の枠組みの中で患者はのびのびと活動し失敗を繰り返すことが出来るのである。良い意味でのパターナリズムに治療者も患者も守られている。そんな安心感を与えてくれるのが私が学んだ入院森田療法だった。

　まとめ：森田療法の理論と実際について,文献と症例をあげ解説した。心身医学と森田療法の両者が,互いに認識を深めて今後さらに発展していくことを期待している。

文　献

1) 森田正馬：神経質の本態と療法．森田正馬全集第2巻,白揚社,1974
2) 大原浩一,大原健士郎：森田療法とネオモリタセラピー．日本文化科学社．1993,東京
3) 大原健士郎：神経質性格,その正常と異常．講談社1997,東京
4) 大原健士郎：森田正馬の業績．精神医学42；855-861,2000
5) 岩井寛,阿部亨共著：森田療法の理論と実際．金剛出版,東京,1975
6) 大原健士郎：第2節　外来治療の実際．（高良武久監修：現代の森田療法—理論と実際—：287-298,1977,東京）
7) 鈴木康譯,加藤政利,鈴木康夫,日吉俊雄：絶対臥褥の体験,正常被検者の森

田療法への体験的心理的アプローチ.臨床精神医学9(9):973-979,1980
8) D.Ohta,M.Ochiai,H.Terada,K.Yoshida,K.Ohara:An American Woman's Experience of Absolute Bed Rest.森田療法学会雑誌11:262-263,2000
9) 田代信維:特集;森田療法—最近の進歩,森田療法の治療原理—新しい解釈—.臨床精神医学24;5-11,1995
10) 長山恵一:森田療法の治療理論に関する考察.慈恵医大誌99:979-995,1984
11) 内村英幸:特集,森田療法—最近の進歩,ネオ森田療法—ひとつの新しい道—.臨床精神医学24;27-32,1995
12) 寺田浩,落合雅人,吉田勝明,大原浩一:森田療法を施行した精神分裂病の4例.森田療法学会雑誌10巻117-128,1999
13) 北西憲二,橋本和幸:特集,境界例の精神療法Ⅱ,森田療法と境界例.季刊精神療法16;42-48,1990
14) 樋口正元:森田療法.心身医学22;443-449,1982
15) 立松一徳,北西憲二:心身症と森田療法.精神科MOOK 24.心身症,141-147,1989,金原出版
16) 石川中:心身医学のアイデンティティ.季刊精神療法2;222-229,1976
17) 中村敬:パネルディスカッションⅢ,森田療法の今日的な展開—心身医療にどう生かすか,森田療法と心身医療.心身医学41(2);150,2001
18) 古閑義之,樋口正元ほか:心身症における森田療法の適用.精神身体医学7;167-170,1967
19) 伊丹仁朗:森田療法の適応拡大-末期疾患.大原健士郎編:精神科MOOK 19,森田療法理論と実際,金原出版,139-144,1987
20) 田部田功:一般内科における森田療法の意義.森田療法学会雑誌10巻;157-160,1999
21) 金沢文高,三根和典,市川俊夫:過敏性腸症候群への森田療法の適用.メンタルヘルス岡本記念財団研究助成報告集6巻:61-63,1995
22) 芦沢健,穴澤龍治,本間真理:慢性疼痛に対する森田療法的アプローチ(その1).森田療法学会雑誌9;155-163,1998
23) 芦沢健,穴澤龍治,本間真理:慢性疼痛に対する森田療法的アプローチ(その2).森田療法学会雑誌9;165-170,1998

24) 梅野一男, 倉光正春, 波呂正明, 山田裕章：森田療法的アプローチが奏効した慢性疼痛の1症例. 森田療法学会雑誌10；141-145, 1999
25) 黒木俊秀, 楯林英晴, 田代信維：身体症状に重層する森田神経質症状. 森田療法学会雑誌9；191-196, 1998
26) 太田大介, 寺田浩, 落合雅人, 吉田勝明, 大原浩一：摂食障害患者に対する入院森田療法の応用. 森田療法学会雑誌11；331-338, 2000
27) 鷲塚昌一, 高橋武久, 野田敏次：森田療法の奏効した思春期やせ症の1例. 長野赤十字病院医誌4：67-69, 1990
28) 田原孝：第8章 行動化の激しい神経性無食欲症例―個室からの治療―. (内村英幸編：森田療法を越えて―神経質から境界例へ―. 1992, 金剛出版, 129-149)
29) 井出恵, 金子公子, 北西憲二：拒食を伴った森田神経質非定型例の治療経験. 森田療法学会雑誌2；157-160, 1991
30) 内山彰, 谷邦彦, 石垣達也, ほか；摂食障害とアルコール依存症の合併した1例に対する森田療法の試み. 森田療法学会雑誌4；155-159, 1993
31) 渡辺直樹：シンポジウム, 思春期問題と森田療法. 摂食障害と森田療法. 森田療法学会雑誌5：271-274, 1994
32) 大西守, 中山和彦, 西川嘉伸, 村主博史, 国本芳樹：入院式森田療法の今日的課題. 精神医学28(12)：1389-1395, 1986
33) Yu-Hua Cui：Main Symposium Ⅱ, Morita Therapy in the 21st Century, Practice in the Chinese Culture. J. Morita Therapy 11；62-65, 2000
34) Reynolds DK：米国での森田療法（Morita Therapy in America）. 精神科MOOK 19巻. 森田療法, 212-225, 金原出版, 東京, 1987
35) Reynolds DK：シンポジウム4, 各領域での森田療法, アメリカからみた森田療法. (高良武久, 大原健士郎, 森温理編：森田療法ワークショップ'83〜'85. 1986, 星和書店, 132-133)
36) Ishiyama FI：A case of severe test anxiety treated in Morita therapy：Acceptance of anxiety and not fighting it. Canadian Counsellor 17(4)：172-174, 1983
37) Ishiyama FI：Morita Therapy: Its basic features and cognitive intervention for anxiety treatment. Psychotherapy 23(3)：375-381, 1986
38) 岸田秀：幻想の未来. 青土社, 1993, 東京

39) 土居健郎：神経質の精神病理—特に「とらわれ」の精神力学について—. 精神神経誌 60；733-744, 1958
40) Tashiro,N.：Psychotherapy and religious culture. J.Morita Therapy 5：9-12, 1994
41) V.E.Frankl：AERZTLICHE SEELSORGE.（霜山徳爾訳：死と愛—実存分析入門—. みすず書房, 東京, 1957）

（太田大介）

あとがき

　平成11年3月，筒井末春先生が東邦大学医学部心身医学講座教授を定年退職されるにあたり，心身症関連のシリーズ本を刊行するということ，その1冊のうち心理療法，特に「心から身体へ」の1冊を私におまかせいただけるというお話をいただいたのは，先生のご退職に先立つ数ヵ月前のことでした。それからあっという間に日々が過ぎ，今ようやくこの本の最終稿を前に何とか形にできたことにほっとしています。

　当初お話をいただいたとき，心身症の心理療法を勉強しようとする方が，あれこれの本を紐解く前にこれを読めば概要がわかるというものを，そしてできるだけ症例を入れてわかりやすく，という主旨をいただいたように思います。

　心身症の心理療法という広大な領域をどう形にしようかと考えた結果，これはやはり私一人には膨大な課題であるので，東邦大学心療内科で筒井先生のもとで臨床と勉強をしてきた佐々・中野・島田の臨床心理士の三先生と，医師である太田先生に各先生の比較的詳しい領域を担当していただき，間をうめる形で中島が執筆して，全体を構成することとしました。各先生方には，心理療法についての概説とともにできるだけ症例を入れること，心身症ということを意識していただくことをお願いしました。いろいろな心理療法をとりあげており，同じ用語であっても理論によって意味合いに違いがあるものがある点にはご注意いただきたいと思います。なお，症例のプライバシー保護には最大の注意を払い，個人と特定できないよう留意しました。

　執筆枚数に幅をもたせ，各先生に比較的自由に書いていただいたところ，思いがけない膨大な原稿を書いていただいて，あとからそれを縮めていただくという二度手間や，また早々に原稿をいただいた先生にはずいぶんお待たせしてご迷惑をおかけしました。全体としてみると，章によって軽重の重みの違いをはじめとしてかなり趣に違いがありますが，これはこの本ならではの特徴としてお許しいただきたいと思います。

　各著者はそれぞれの領域を，それぞれに学び，実践しています。私個人に関して言えば，心理療法を勉強する上で，東邦大学心療内科から国内留学として

出していただいた東海大学精神科学講座での研修員としての経験は大きな基盤になっています。さらに，その後米国のメニンガー精神医学校への留学も，筒井先生が快く許可してくださいました。現在私は医師としての一般診療は病院・クリニックで非常勤医師として行いながら，自費の心理療法のオフィスを開業していますが，この現在の基盤は，東邦大学心身医学講座にて筒井先生がさまざまな研修を行なうのを援助してくださり，暖かく見守ってくださったからこそ可能であったことと感じています。

　ここにあらためてこれまでのご指導・ご厚情に深く感謝いたします。
また，東邦大学心療内科・東海大学精神科学講座でご指導いただいた諸先生方に感謝申し上げます。

　最後になりましたが，新興医学出版社の服部秀夫社長に厚くお礼申し上げます。

2001年12月

編著者　　中島弘子

索 引

あ 行

あるがまま	112, 117, 120
アルバート・エリス	63
アレキサンダー	2, 61
アレキシシミア	71
イド	20
イントロジェクション	99
インフォームド・コンセント	7
ウィークランド	66
エゴグラム	77
エス	20, 21
SCT	31
A-T スプリット	27
MRI モデル	67
NLP モデル	67
エディプス・コンプレックス	26
エディプス（葛藤）	69
エディプス期	26
エリック・バーン	75, 95
エンカウンター・グループ	102
エンプティ・チェア	100
相補（平行）交流	82
意識	20
医師—患者関係	5, 7, 8,
一般心理療法	5, 66

か 行

医療モデル	56, 64
置き換え	22, 32, 38
汚染	78, 80
音楽療法	71
カウンセリング	54
カープマン	75, 86
カール・ロジャーズ	54
キャノン	1
ギャバード	35
クライエント中心療法	54
グループ・ワーク	102
グールディング	75, 94
グロリアと3人のセラピスト	63
ゲーム	86, 87, 88, 89, 91
ゲシュタルト　セラピー	55, 63, 94, **98**, 100, 102
コラージュ療法	73
コンサルテーション・リエゾン	19, 123
コンフルーエンス	99
介入	19, 28, 37, 38, 40, 41, 48, 72, 103
解釈	28, 37, **38**, 40, 46, 49
解釈（転移）	69
絵画療法	71

回避性人格障害	13	原始的（防衛機制）	23
解決志向モデル	67	原始的理想化	24, 32
葛藤（エディプス）	20, 36, 39, 69	現実検討	32
過敏性腸症候群	123	現実吟味	31, 80
簡易精神療法	6, 66	現存在分析	55
簡易療法	66	強迫観念症	121
感受性訓練	102	口唇期	25
管理医	27	構造論	20
外相	111, 117	交叉交流	82
外在化	68	行動本位	111
契約	44, 95	行動療法	94, 102
基本的信頼感	68	肛門期	25
気分本位	111	交流分析	75, 102
脚本	89, **92**, 93	合理化	32
脚本分析	92		
救助者	86, 87, 96		

さ 行

境界例（境界性人格障害）	15, 24, 25, 27, 31	サイコドラマ	71, 94, 102
境界例水準	32	サリバン	71
共感	41, 103	サンフランシスコ・セミナー派	75
局所論	20	シフニオス	27, 69
禁止令	93	ジェイムズ	75, 95
犠牲者	86, 87, 88	スクイグル	73
逆転移	6, 8, **46**, 50	スタイナー	95
経験	**58**, 59, 60	ストラテジックモデル	67
軽作業期	115	ストレス	1
経済論	21	ストローク	81, 82, 90, 91
傾聴	43	再決断派	75
芸術療法	71	再決断療法	93, **94**

作業同盟	68	人格障害（回避性）	13
作業期		人格障害（境界性）	15
〃 軽	115	人格障害（自己愛性）	16
〃 普通	115	自我	19, 20, 21, 31, 34, 129
〃 中	115	自我境界	32
〃 重	115	自我心理学派	19
作業療法	108	自我状態	76, 77
思想の矛盾	112	自我同一性	31
失感情症	71	自我防衛	31
疾病利得（一次的）	14	自我理想	26
疾病利得（二次的）	13, 14	自己愛性（人格障害）	16
死の恐怖	110	自己一致	61
支持	6	自己概念	58, 59, 60
支持的精神療法	35, 36	自己構造	**58**, 59
昇華	22	自己再養育	94
象徴	38	自己再養育療法	75
焦点づけ	41	自己心理学派	19
焦点化精神療法	27	自己実現	55
集団精神療法	100, 102	自由連想	27, 68
神経質	108	自由連想法	2
神経質（森田）	111, **112**, 117, 118, 121	重作業期	115
神経症	99, 109	受容	6
神経症水準	32, 34	準拠枠	91, 96
神経症的（防衛機制）	22	純粋性	61
心身症	1	除外	78
心身症の病態水準	33	実在的・体験過程療法	55
心身医学	1	実存分析	55, 130
診断面接	27, 28	実現傾向	57
人格障害	12	時間制限精神療法	27

生活正規法	109
精神分析	2, 19, 20
精神分析療法	27
精神分析的精神療法	7, 19, 27, **36**
精神分析的定式化	33
精神分裂病	24, 25
精神病水準	32
精神力動	34
性器期	26
成長モデル	57, 64
性動同一性	26
生の欲望	110, 117, 120
摂食障害	123
説得療法	109
潜伏期	26
前意識	41
絶対臥褥療法	113
全身（汎）適応症候群	2
全人的医療	108

た　行

とらわれ	117, 129
ダンスセラピー	71
デュセイ	75, 77
デュボア	109
ドイチュ	1
ドゥ・シェイザー	67
ドリーム・ワーク	100
退行	23, 40
対象関係	34
対象関係論派	19
対象関係（部分的）	32
短期不安挑発精神療法	27, 69
短期力動精神療法	68
代理感情	85
脱価値化	24, 32
男根期	26
知性化	23, 32
治療関係	5, 7
治療契約	7, 38
治療構造	**26**, 27, 31
治療者―患者関係	10, 44
中作業期	115
中立性	37
直面化	37, **38**, 40, 41, 43, 96
超自我	19, 20, 21, 33
TAT	31
抵抗	37, 42, 43, 46, 47, 48, 49, 68, 96
抵抗（転移性）	48
定式化	30, 33, 34
適応論	21
徹底操作	49
転移	8, 37, 42, 43, 44, 45, 49, 50
転移性抵抗	48
転移の解釈	68, 69
転換	22
投影	24

投映法	31
投影同一視	25, 32
取り消し	23
同一化	23
同一性	32
同一性障害	15
洞察	37, 68
独立学派	19

な 行

内相	111, 117
二次的（疾病利得）	13, 14
日記指導	117
認知療法	15
乳幼児精神医学	2

は 行

ハイロート	1
パーソナリティー発達	25
バリント	6, 27
パールズ	55, 63, 98, 99, 101
バーン・エリック	75, 95
ヒステリー	14, 22
ヒポコンドリー性基調	110, 111, 124
ヒューマニスティック・セラピー	55
ブリーフセラピー	**66**, 94
ビンスワンガー	55, 109

フランクル	55, 130
フロイト	2, 14, 19, 20
ファンタジー・トリップ	101
プライマリケア	5
ヘイリー	66, 67
ベイトソン	66
ペニス羨望	26
ホワイトのモデル	68
ホワイト・シート	100
ボス	55
ボディ・ワーク	101
迫害者	86, 87, 88
箱庭療法	71
発達心身医学	2
発達論	21
反動形成	23, 32
万能化	24
万能感	32
非指示的療法	54
否認	24, 32, 34, 48
比喩	38
表出的―支持的連続体	35
美化	34
病態水準	**31**, 32, 34
風景構成法	72
普通作業期	115
普通神経質	121
部分的（対象関係）	32
分離	22, 32

分離不安	129	森田（神経質）	111, **112**, 117, 118, 121

や　行

分裂	24, 32		
偏見	79		
発作性神経症	121		
保証	6	ヤーロム	102, 104, 106
防衛	42, 49	薬物療法	10
防衛機制	**21**, 32, 33, 48	抑圧	22, 34, 48
防衛機制（原始的）	23	欲求阻止忍耐度	31
防衛機制（神経症的）	22	欲動論	19

ま　行

ら　行

みせかけの防衛単純化	119	ラケット	84, 85
マイルズ	102	ラケット感情	84, 85, 90
マイヤー	1	ラポール	37, 39, 41
マラン	69	リビドー発達理論	25
マン	27, 69	リトロフレクション	99
マダネス	67	リーバーマン	102
ミルトン・Hエリクソン	66	レイン	55
メイ	55	ロールシャッハ・テスト	30
慢性疼痛	123	力動精神医学	2
無意識	2, 20, 21, 33, 38, 40, 43, 72	力動的	20, 21, 72
無条件の肯定的な配慮	61	裏面交流	83
明確化	**37**, 38, 40, 43	論理情動療法	94
妄想	80	論理療法	63
目的本位	112, 119, 130		

編著者略歴

中島弘子（なかじま　ひろこ）

1987 年　　東邦大学医学部卒業。
1993 年　　東邦大学心身医学講座助手。
1995 年～96 年　米国メニンガー精神医学校留学。
1996 年　　国際親善総合病院心療内科医長。
1999 年　　中島女性心理療法研究室開設、現在に至る。
　　　　　医学博士。日本心身医学会認定医、同認定指導医。臨床心理士。

ⓒ2002　　　　　　　　　　　　第 1 版発行　　2002 年 2 月 25 日

心身症と心理療法

定価（本体 2,800 円+税）

|検印省略|

監　修　　筒　井　　末　春
編　著　　中　島　　弘　子
発行者　　服　部　秀　夫
発行所　　株式会社 新興医学出版社
〒113-0033　東京都文京区本郷 6 丁目 26 番 8 号
電話　03（3816）2853　　FAX　03（3816）2895

印刷　株式会社 藤美社　　ISBN4-88002-447-3　　郵便振替　00120-8-191625

- 本書の複製権・翻訳権・譲渡権・公衆送信権（送信可能化権を含む）は株式会社新興医学出版社が所有します。
- JCLS 〈(株)日本著作出版権管理システム委託出版物〉
  本書の無断複写は著作権法上での例外を除き禁じられています。複写される場合は，その都度事前に(株)日本著作出版権管理システム（電話 03-3817-5670，FAX 03-3815-8199）の許諾を得てください。

◆東邦大学名誉教授 筒井末春監修 心身医療シリーズ

がん患者の心身医療
筒井末春(東邦大学名誉教授)・小池眞規子(国立がんセンター東病院臨床心理士)
波多野美佳(東邦大学医学部心療内科)/共著
A5判 148頁 定価(本体 3,500円+税)ISBN4-88002-417-1
 ＊がん患者の心理・社会的側面に目を向け全人的医療に関するコンセプトと実際の診療事例、臨床心理の立場から死後の家族への援助も含めて事例を紹介。

消化器疾患の心身医療
芝山幸久(芝山内科副院長・東邦大学非常勤講師)/著
A5判 156頁 図19 表27 定価(本体 3,500円+税)ISBN4-88002-418-X
 ＊1章 消化器科医を含む内科医に必要な心身医学の基本的トピックス
 ＊2章 消化器心身医学の臨床的課題
 ＊3章 具体的事例

摂食障害の心身医療
中野弘一(東邦大学医学部心療内科教授)
A5判 121頁 図13 表23 定価(本体 2,600円+税)ISBN4-88002-439-2
 ＊摂食障害の数少ない専門家による診療例を中心にまとめた中身の濃い1冊。

登校拒否と心身医療
武居正郎(武蔵野赤十字病院小児科部長)/編集
武居正郎・松本辰美(東海大学精神科)・杉浦ひろみ(公立小学校教諭)
・今泉岳雄(武蔵野赤十字病院心の相談室)/共著
A5判 136頁 図表23 価格(本体 2,900円+税)ISBN4-88002-421-X
 ＊不登校を小児科医、小児精神科医、教師、臨床心理士の立場から具体的症例をまじえて書いた1冊。

老年期の心身医学
大下敦(府中恵仁会病院部長)/著
A5判 126頁 図17 表30 定価(本体 2,900円+税)ISBN4-88002-433-3
 ＊老年期のヘルスケア、ターミナル期の患者への心身医学的アプローチを紹介。

異文化ストレスと心身医療
牧野真理子(国際協力事業団 JICA 健康管理センター顧問医)/著
A5判 93頁 図7 表8 定価(本体 1,900円+税)ISBN4-88002-444-9
 ＊国際社会における異文化ストレスによる健康障害が重視されている。実際の多くの症例の中から心身症に焦点をあて解説。

プライマリケアの心身医療
大谷純(大谷医院院長・東邦大学医学部心療内科)/著
A5判 119頁 図12 表33 定価(本体 2,400円+税)ISBN4-88002-445-7
 ＊家庭崩壊や精神的問題につながる慢性疾患や在宅医療などプライマリケア医と心療内科医が同じフィールドで共有すべき課題についてまとめた1冊。疾病論としてうつ病・パニック障害・強迫性障害を取上げた。

心身症と心理療法
中島弘子(中島女性心理療法研究室)編著
佐々好子(東邦大学心療内科)・中野博子(人間総合科学大学)・島田凉子(人間総合科学大学)・太田大介(聖路加国際病院)/共著
A5判 133頁 図15 表2 (定価 2,800円+税)ISBN4-8802-447-3
 ＊心身症医療の基本から精神分析的精神療法、クライエント中心療法、芸術療法、交流分析、ゲシュタルト療法、集団療法、森田療法などを紹介。多くの症例をまじえ治療の新しい展開に役立つ1冊。

株式会社 新興医学出版社　〒113-0033　東京都文京区本郷6-26-8
Tel 03(3816)2853　Fax 03(3816)2895
HP http://www3.vc-net.ne.jp/~shinkho
E-mail shinkho@vc-net.ne.jp